NODO流 ダイエットレシピ

1食500kcal以下＆糖質50g以下！

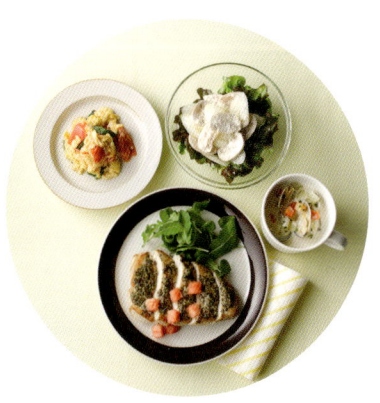

池田書店

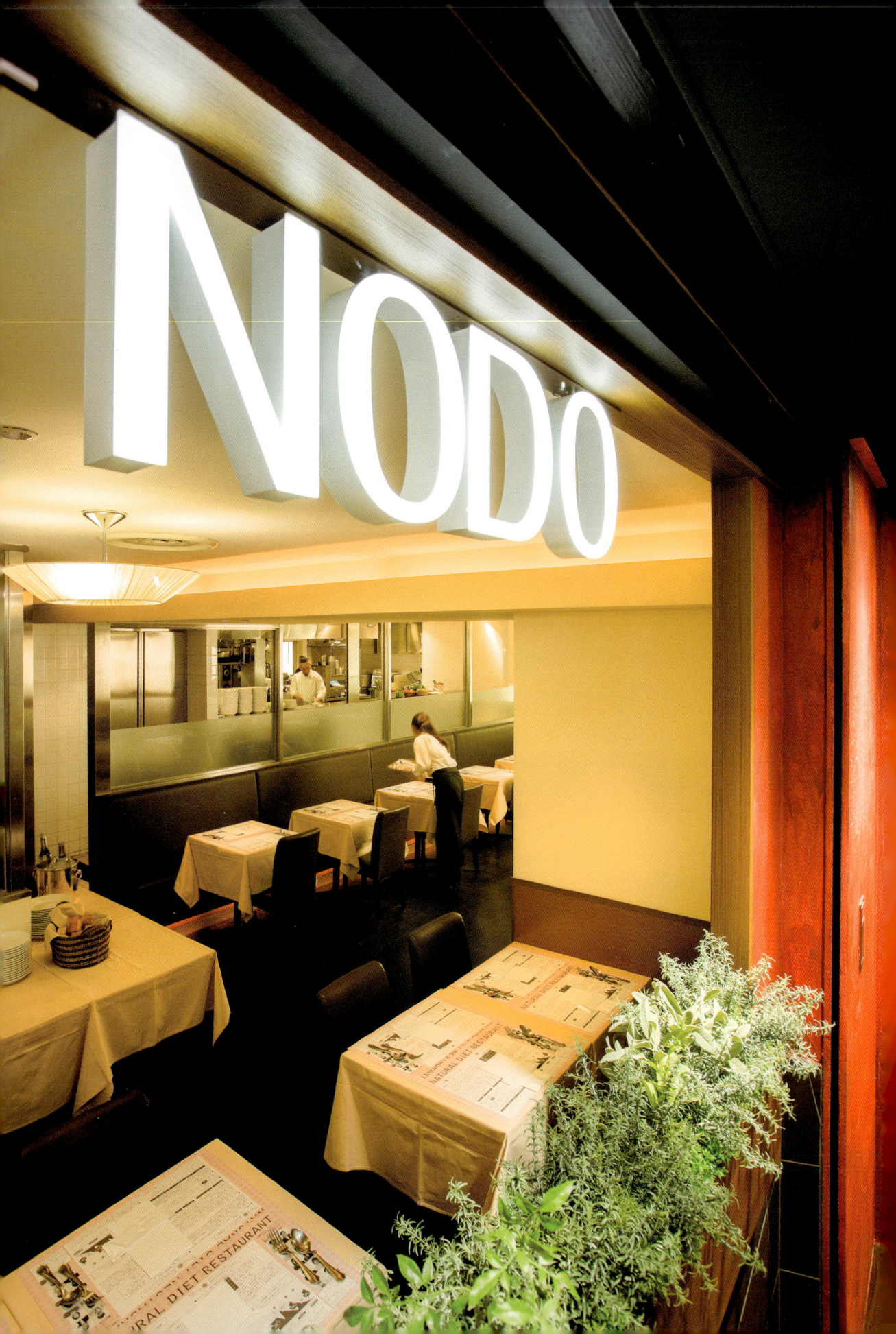

ようこそ！　ナチュラルダイエットレストランNODOへ

NODOとはイタリア語で「結ぶ」「つながる」の意味。
「食」「健康」「ダイエット」を結ぶ"結び目"の役割を担うレストランとして、
2011年5月、若者の街・東京渋谷のデパート（西武渋谷店）にオープンしました。

「おいしいものが食べたい……でもやせたい！」
こんな欲張りな願いを叶えるレストランがNODOです。
NODOは日本ダイエット協会会長の戸田晴実氏をアドバイザーに迎え、
食物のエネルギーではなく、血糖値を基準にした
「血糖コントロール理論」に基づいて、
イタリアンを中心に腕をふるってきた山下徹二シェフがメニュー開発を行ってきました。

食事の量は減らさず、血糖値を上げにくい（＝糖質の量が少ない）食材を
使うことで味のクオリティーを落とさず、
満腹感を得られるのがNODO流ダイエットレシピの最大の特長です。
ダイエット食というと見た目も味も今ひとつで、"我慢"なしでは語れませんでしたが、
NODO流ダイエットレシピは見た目も味もダイエットメニューとは思えない豪華さ。
"我慢"しなくていいのでリバウンドを心配する必要はありません。

ランチは午後の活動量を考えて「500kcal以下、糖質50g」、
ディナーは就寝までの活動量を考えて
「500kcal以下、糖質30g以下」がレストランのガイドライン。
これで多くのお客様に満足していただける
おいしいダイエットメニューを提供しています。

本書では、朝食も含めておうちで味わっていただける
NODO流ダイエットレシピをご紹介しています。
ガイドラインに沿ってメニューを組み合わせれば、
おいしい料理がお腹いっぱい食べられ、いつの間にかスッキリ！
美しく変身したボディラインにうっとりすることでしょう。
そんな喜びを一人でも多くの方に感じていただけることを心から願っています。

ナチュラルダイエットレストランNODO

CONTENTS

- 002 ようこそ！ ナチュラルダイエットレストランNODOへ
- 008 NODO流ダイエットレシピならこんなにたっぷり食べられてやせられる！
- 011 NODO流ダイエット体験者からもうれしい声が届いています
- 012 NODO流血糖コントロールダイエット
- 022 主食の上手なとり方
- 024 この本の使い方

主菜

ページ	料理名	カロリー	糖質量
026	おからのノンフライコロッケ	146kcal	14.5g
028	ひじきのロールキャベツ	165kcal	7.0g
030	なすのラザニア	180kcal	11.5g
032	鶏もも肉のオニオンカレー煮	184kcal	7.5g
033	鶏むね肉と白菜の梅煮	149kcal	7.0g
034	鶏むね肉のルッコラマヨ焼き	161kcal	3.0g
035	鶏肉とセロリのスパイスレモン風味	172kcal	3.5g
036	れんこんのはさみ焼き	155kcal	13.5g
037	タンドリーポークとキャベツのサラダ	189kcal	7.5g
038	ゆで豚と里いものガーリックソース	171kcal	6.5g
040	ごぼうと豚肉のバルサミコ照り焼き	195kcal	8.0g
042	肉巻き焼き豆腐	186kcal	7.5g
044	鮭と野菜のオイスター炒め	152kcal	3.0g
045	鮭とほうれん草のグラタン	186kcal	8.0g
046	かじきのトマトサルサかけ	150kcal	3.5g
047	いかとたこの南仏風ソテー	175kcal	3.0g
048	魚介のワイン蒸し	173kcal	6.5g

COLUMN

050　ダイエット専門クリニックの栄養士さんからのダイエットアドバイス

副菜

		カロリー	糖質量
052	シーザーサラダ	85kcal	6.5g
052	まめ豆サラダ	107kcal	4.0g
054	えびともやしのエスニックサラダ	69kcal	7.5g
056	里いもとベーコンのポテサラ	131kcal	7.0g
057	きのことセロリのさっぱりサラダ	61kcal	1.0g
058	根菜のラタトゥイユ	54kcal	9.5g
060	豆苗ともやしのナムル風	67kcal	2.0g
061	白菜ときゅうりのゆずこしょう和え	34kcal	3.5g
062	セロリといんげんのきんぴら	56kcal	7.0g
062	鶏むね肉のバンバンジー風	67kcal	6.0g
064	ミニトマトとチーズの豚包み焼き	118kcal	2.0g
065	鶏ひき肉のにら玉	127kcal	1.0g
066	魚介とフルーツのカルパッチョ	109kcal	3.5g
067	なすときのこのマリネ	55kcal	5.5g
068	こんにゃくとかぶのサイコロステーキ	53kcal	6.0g
069	トマトと卵のバジル炒め	123kcal	2.0g
069	あんかけ茶碗蒸し	101kcal	7.0g
072	彩り野菜のカポナータ	30kcal	5.5g
073	かぶとブロッコリーのしらすチーズ焼き	114kcal	2.0g
074	マーボー風うの花	107kcal	6.5g

汁もの

		カロリー	糖質量
076	白菜と豚肉のしょうがスープ	54kcal	3.5g
076	鶏だんごと青のりのとろとろスープ	99kcal	2.5g
077	かぶとほたてのスープ	57kcal	6.0g
077	和風クラムチャウダー	74kcal	5.5g
080	野菜たっぷりミネストローネ	37kcal	2.5g
082	オニオングラタンスープ	95kcal	7.0g
084	きのこのポタージュ	66kcal	7.0g
084	かきのクリームスープ	98kcal	4.5g
086	えのきとベーコンのみそ汁	94kcal	4.0g
086	しじみと三つ葉のお吸いもの	30kcal	4.0g
088	オクラとトマトの卵スープ	62kcal	4.0g
089	えびチリスープ	97kcal	5.5g
090	鶏肉と野菜のワンタンスープ	95kcal	7.0g

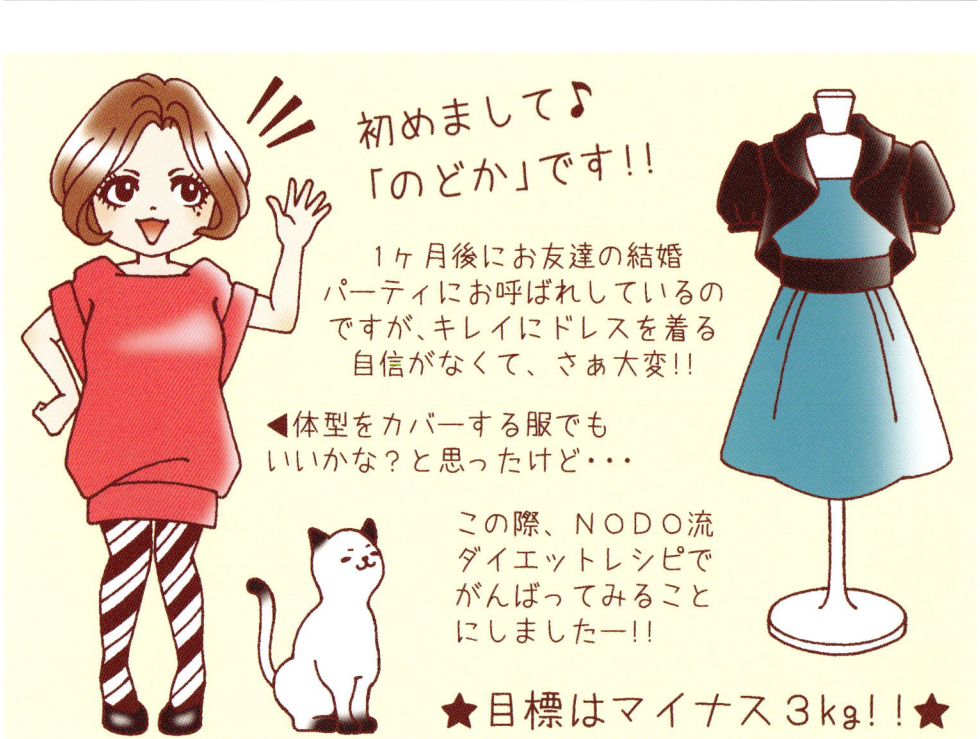

初めまして♪「のどか」です!!

1ヶ月後にお友達の結婚パーティにお呼ばれしているのですが、キレイにドレスを着る自信がなくて、さぁ大変!!

◀体型をカバーする服でもいいかな？と思ったけど・・・

この際、NODO流ダイエットレシピでがんばってみることにしましたー!!

★目標はマイナス3kg!!★

あると便利な常備菜

			カロリー	糖質量
092	簡単チャーシュー	1枚	40kcal	1.5g
	活用例① 大根ときゅうりの野菜巻き		84kcal	3.5g
	活用例② ザーサイ和え		84kcal	3.0g
094	肉みそ	大さじ1	22kcal	1.5g
	活用例① レタス包み	1包み	48kcal	3.5g
	活用例② 蒸しなすの肉みそがけ		29kcal	2.5g
096	サーモンマリネ	1枚	10kcal	0.0g
	活用例① クリームチーズのサーモンのせ	1個分	45kcal	0.5g
	活用例② サーモンのオニオンスライス和え		27kcal	1.0g
098	ピクルス		30kcal	6.0g

デザート

			カロリー	糖質量
100	ガトーショコラ	1/8切れ分	147kcal	2.0g
102	かぼちゃのチーズケーキ	1/8切れ分	121kcal	4.5g
104	ほうじ茶のパンナコッタ		149kcal	9.0g
105	白ごまと豆乳のブランマンジェ		148kcal	9.5g
106	チョコレートムース		145kcal	3.0g
106	ミルクティーのジュレ		59kcal	3.5g

108 レシピの組み合わせ例

　　　朝食／昼食／夕食

NODO流ダイエットレシピなら こんなにたっぷり食べられてやせられる！

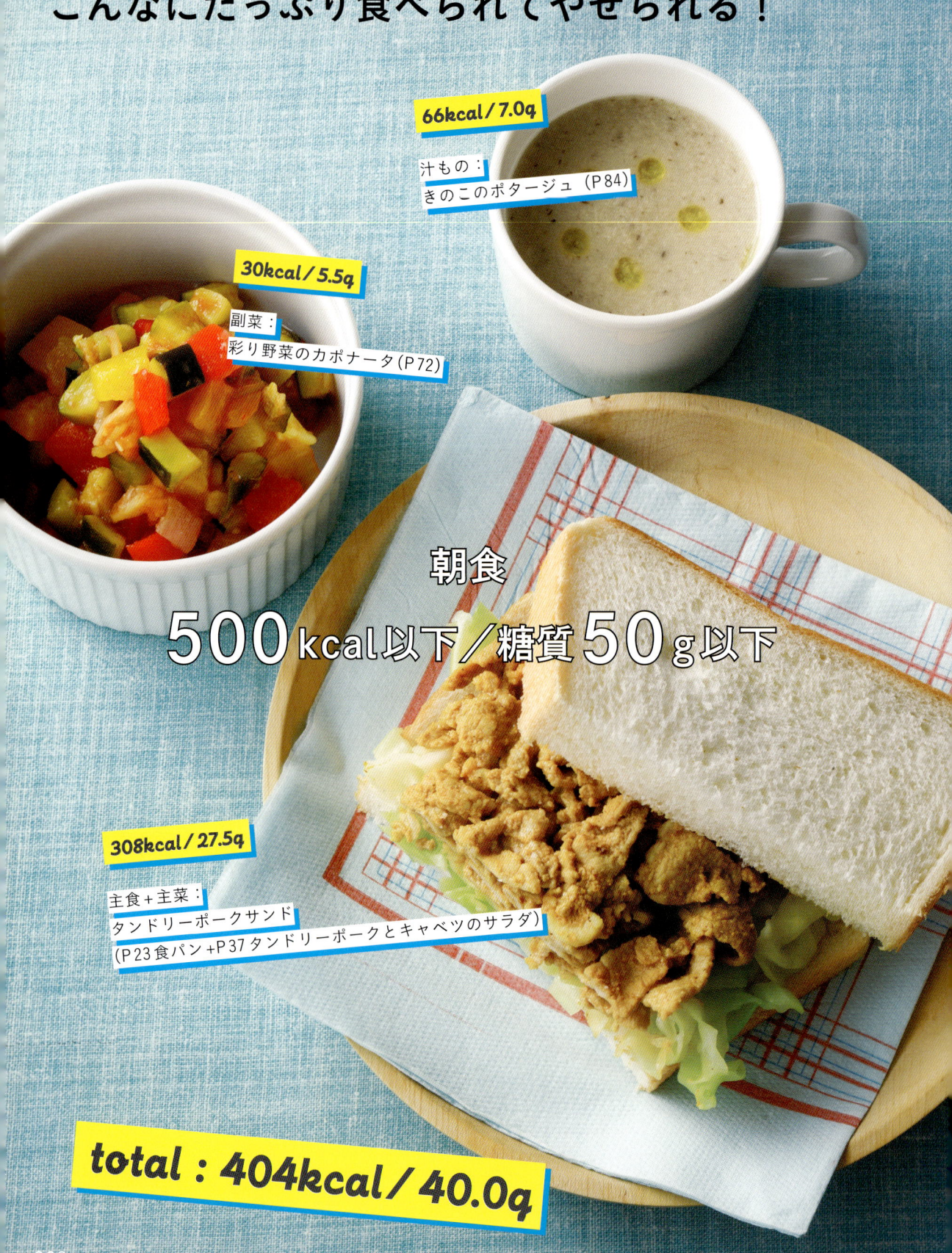

66kcal／7.0g
汁もの：
きのこのポタージュ（P84）

30kcal／5.5g
副菜：
彩り野菜のカポナータ（P72）

朝食
500kcal以下／糖質50g以下

308kcal／27.5g
主食＋主菜：
タンドリーポークサンド
（P23食パン＋P37タンドリーポークとキャベツのサラダ）

total：404kcal／40.0g

total : 476kcal / 43.6g

67kcal / 6.0g
副菜：
鶏むね肉のバンバンジー風（P62）

114kcal / 2.0g
副菜：
かぶとブロッコリーのしらすチーズ焼き（P73）

昼食
500kcal以下／糖質50g以下

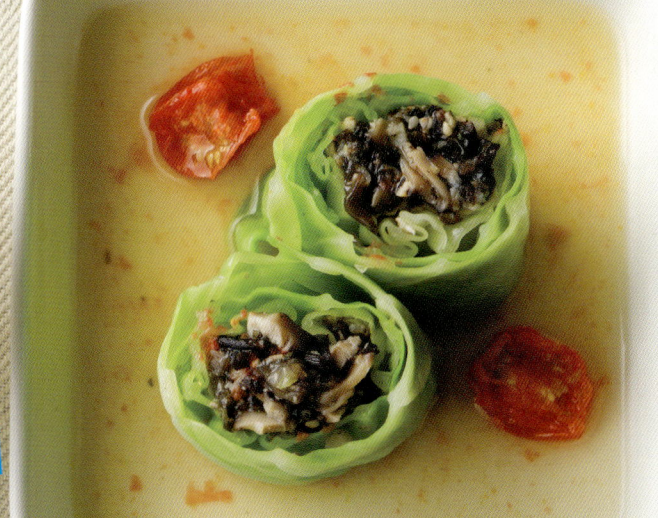

130kcal / 28.6g
主食：
マンナンご飯（P22）

165kcal / 7.0g
主菜：
ひじきのロールキャベツ（P28）

99kcal / 2.5g
汁もの：
鶏だんごと青のりのとろとろスープ（P76）

34kcal / 3.5g
副菜：
白菜ときゅうりのゆずこしょう和え（P61）

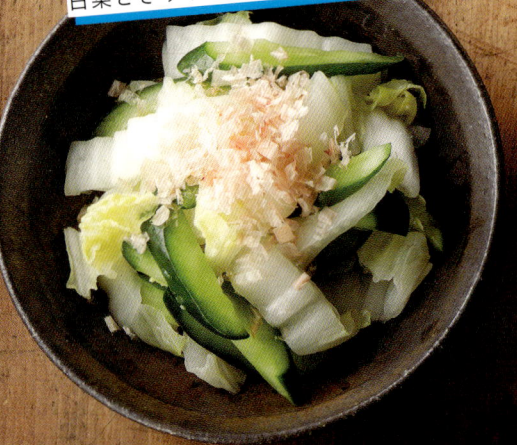

54kcal / 9.5g
副菜：
根菜のラタトゥイユ（P58）

夕食
500kcal以下／糖質30g以下

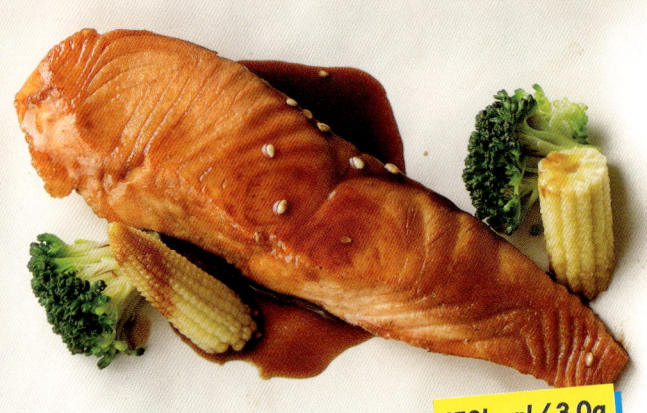

152kcal / 3.0g
主菜：鮭と野菜のオイスター炒め（P44）

total : 339kcal / 18.5g

NODO流ダイエット体験者からも
うれしい声が届いています

NODO会員に"5週間のダイエットチャレンジ募集"を案内し、応募者の中から本気度の高い方を選出。1週間のうち3食以上を必ずNODOで食べること、スタート時から1週間ごとに戸田先生のダイエット指導を受けること、毎日体重と食べたものを報告することを守ってもらった結果、以下のような喜びの声が届きました。

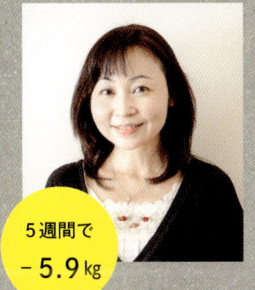

5週間で −5.9kg

早乙女由紀さん（40歳代・主婦）
坂が多く運動量の多い横浜から都心に引っ越してきて、大幅に体重が増加。趣味のランニングも体が重くて思うように走れなくなり、「ここでやせないと、お相撲さんみたいになりそう〜」と思ってNODOのダイエットチャレンジに参加しました。昼食と夕食のほとんどをNODOでいただきましたが、日がたつごとに自分の体の中が徐々にきれいになっていくような感じに。野菜とタンパク質を中心にした食事でこんなに体が変わるなんて驚きです。5週間後も野菜中心のメニューにし、体重をキープしています。この調子ならフルマラソン参加だって実現できそうです。

本間聡子さん（20歳代・会社員）
以前、酵素ダイエットとウォーキングを組み合わせたダイエットに挑戦し、2ヶ月で8kgやせました。でも酵素ダイエットは絶食をして胃をリセットするため、食べたいものが食べられません。そこで次にダイエットをするなら、たくさん食べてきれいにやせたいと思っていたところ、その願いが叶いました。とにかく見た目の満足感があったので、NODOで食べたものは家に帰って再現してみたり、お酒を飲むときはおつまみを控えたりしました。苦労したのはメニューの組み合わせ。料理のレパートリーを増やしていけば、この課題も乗り越えられそうです。

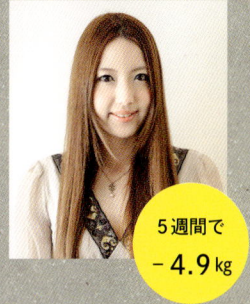

5週間で −4.9kg

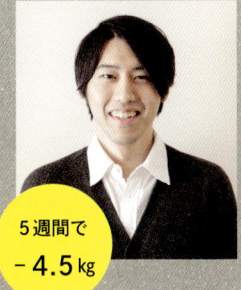

5週間で −4.5kg

宅間兆太さん（20歳代・会社員）
今までダイエットに興味はなかったのですが、たまたま食事に行ったことがきっかけでダイエットに挑戦しました。デスクワークなので、お腹がすいたときに食べたいものを食べ、コーラやジュースも飲み放題で運動不足。結果、ちょっとお腹が出てきたことを気にかけていたころだったので、NODOでの食事は健康的に感じました。先生のアドバイスで夜のご飯を減らして野菜を多く食べるようにし、間食を減らすように心がけただけですが、ちゃんと結果がついてきたので満足しています。人生初めてのダイエットでしたが、これならずっと続けていけそうです。

石川　祐さん（20歳代・会社員）
ファストフードやコンビニを中心とした不規則な食生活を送っていたので、いつの間にか体重が70kg以上になっていました。運動や食事に気をつけようと思ってはみるものの、不意に始めては長続きせず挫折、の繰り返し。そんなとき、友人からのすすめでNODOのダイエットチャレンジに参加。NODOでフルコースをいただくと満足でき、「これならがんばれそう」と続けられ、バランスのいい食事をすることの大切さを実感できました。体重も順調に減り、体調も上々。今後は運動も少しやって筋肉をつけたいと思っています。

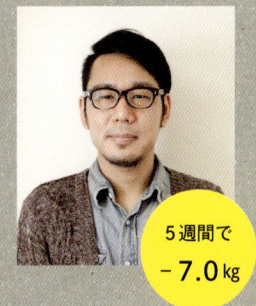

5週間で −7.0kg

NODO流
血糖コントロールダイエット

「ナチュラルダイエットレストランNODO」では、日本ダイエット協会会長の戸田晴実先生の提唱するダイエット理論に基づいて、メニュー作りをしています。目標は、おいしいものを食べつつ、メリハリのある美しいボディをキープしながらダイエットをすること。ポイントは、血糖値を緩やかに上昇させて満腹感を持続させ、脂肪が燃焼しやすい状態をキープすることです。このダイエット法は、たとえレストランへ行かなくても、だれでも家でできます。そこで、戸田先生に血糖コントロールダイエットについて、わかりやすくお話ししていただきました。

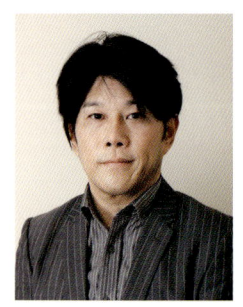

戸田晴実（とだ・はるみ）

日本ダイエット協会会長。東京大学大学院医学系研究科健康増進科学研究室研究生を経て、上智大学、中央大学、慶応義塾大学で講師を歴任。専門分野はスポーツ医学、スポーツ栄養学で、科学的理論に基づいたわかりやすいダイエット指導に定評がある。ナチュラルダイエットレストラン**NODO**のメニューアドバイザーのほか、テレビ、雑誌、講演などで幅広く活躍中。著書に『読むだけでやせる！3行ダイエット』（主婦の友社）、『「もてスリム」ダイエット』（講談社）など多数。

太る原因は余ったブドウ糖にあり！

食事をしたあと、その中に含まれる糖質はブドウ糖として吸収され、血液に入っていって血糖となり、血液1dℓ（デシリットル）あたりの血糖の重さを血糖値として示します。つまり血糖値＝血液中のブドウ糖の量。血糖値が上がると膵臓はインスリンというホルモンを分泌し、血液中のブドウ糖を筋肉や各細胞に送り込んで血糖値を下げます。

ところが、筋肉がエネルギーとして使うブドウ糖には限りがあるので、余ったブドウ糖は中性脂肪（体脂肪）に変わって脂肪細胞へ蓄えてしまい、「太る」という結果を招くのです。

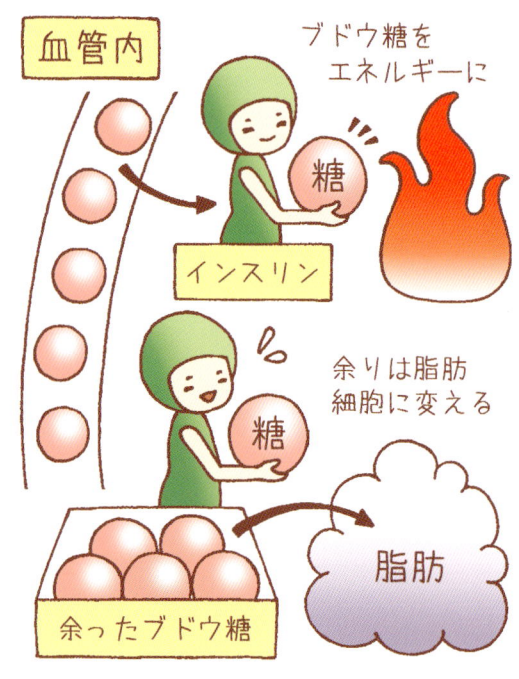

脂肪を燃焼させればやせる！

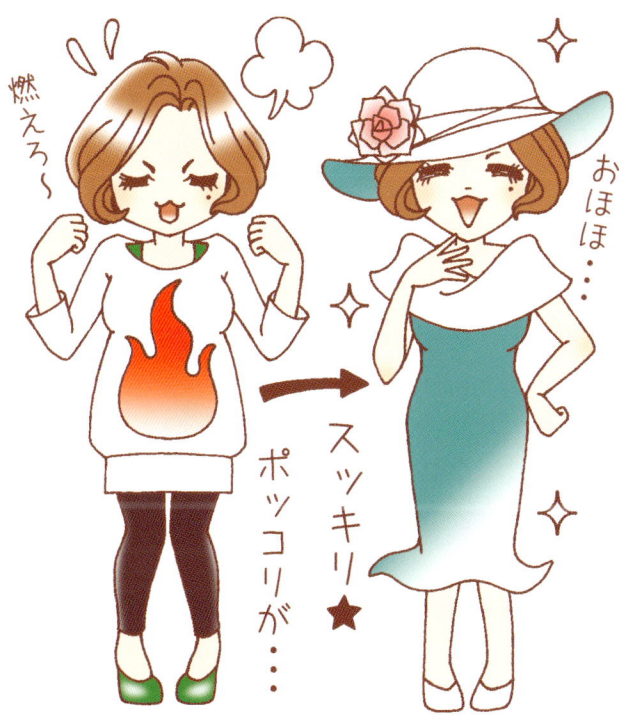

脳や筋肉は24時間エネルギー源としてブドウ糖を必要としているため、もし血糖値が下がってもグルカゴンなどのホルモンが分泌され、体脂肪を燃焼してエネルギーを確保します。この脂肪の燃焼こそが「やせる」ということ。人の体は内臓脂肪から燃焼しはじめるので、血糖値を下げて脂肪を燃焼させればお腹まわりがスッキリという、うれしい結果につながります。

やせるためには食物繊維をたっぷりとる！

血糖値が上がると脂肪を蓄えて太り、血糖値が下がると脂肪が燃焼してやせます。この血糖値に大きく関わるのが炭水化物と食物繊維。炭水化物はご飯やパン、お菓子などに、食物繊維は野菜や豆類、海藻類などに多く含まれ、炭水化物をとると血糖値は上昇し、食物繊維をとると血糖値の上昇を抑えて糖質や脂質の体内への吸収を抑制してくれます。

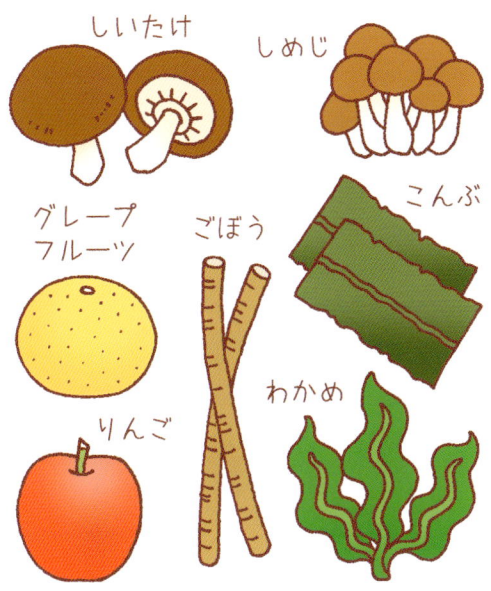

★食物繊維が豊富な食材★

1時間に消費する糖質の量を割り出す！

1日の活動量は人それぞれなので、消費する糖質の量はみんなが同じにはなりません。
下記の計算式で自分の1時間に消費する糖質の量を求めてみてください。

【1日の活動中の消費エネルギーの求め方】（睡眠時間を6時間とした場合）
体重×(24時間－6時間)×METS(運動強度)
＝1日の活動中の消費エネルギー

＊METS(Metabolic equivalentsの略)とは、安静時を1METSとして運動(生活活動)強度をあらわした指数。
活動によって数値が変わるが、厚生労働省では生活活動強度を4つに区分している(右ページ参照)。

【1日の睡眠中の消費エネルギーの求め方】
体重×6時間×0.9METS＝1日の睡眠中の消費エネルギー

【1日の総消費エネルギーの求め方】
1日の活動中の消費エネルギー＋1日の睡眠中の消費エネルギー
＝1日の総消費エネルギー

【1時間の消費エネルギーの求め方】
1日の総消費エネルギー÷24時間＝1時間の消費エネルギー

【1時間に消費できる糖質の求め方】
1時間の消費エネルギー×6/10(糖質はエネルギー全体の60％)
＝1時間に消費できる糖質

【1時間に消費できる糖質の量の求め方】
1時間に消費できる糖質÷4(糖質1gの消費カロリー)
＝1時間に消費できる糖質の量

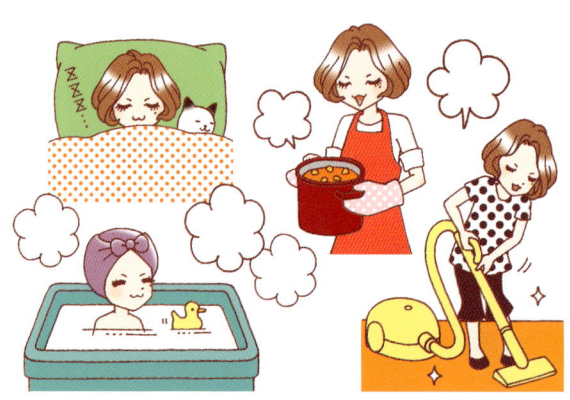

体重50kgの女性で軽いオフィスワーク中心の生活で、立ち仕事や家事、軽いスポーツを含む生活をしている人（レベルⅡ／1.5METS）で睡眠時間6時間の場合を例に計算してみましょう。

【1日の活動中の消費エネルギー】
50kg×（24時間−6時間）×1.5METS＝1350kcal

【1日の睡眠中の消費エネルギー】
50kg×6時間×0.9METS＝270kcal

【1日の総消費エネルギー】
1350kcal＋270kcal＝1620kcal

【1時間の消費エネルギー】
1620kcal÷24時間≒68kcal

【1時間に消費できる糖質】
68kcal×6／10≒41kcal

【1時間に消費できる糖質の量】
41kcal÷4kcal≒10g

この女性の場合、1時間に消費できる糖質の量はおよそ10gということになります。

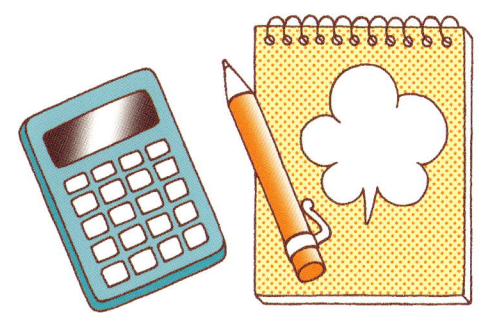

【生活活動強度の区分（目安）】

生活活動強度レベル	METS（運動強度）	日常生活の内容
Ⅰ（低い）	1.3	散歩、買物など比較的ゆっくりした1時間程度の歩行のほか大部分は座位での読書、勉強、談話、また座位や横になってのテレビ、音楽鑑賞などをしている場合。
Ⅱ（やや低い）	1.5	通勤、仕事などで2時間程度の歩行や乗車、接客、家事等立位での業務が比較的多いほか大部分は座位での事務、談話などをしている場合。
Ⅲ（適度）	1.7	生活活動強度Ⅱ（やや低い）の者が1日1時間程度は速歩やサイクリングなど比較的強い身体活動を行っている場合や、大部分は立位での作業であるが1時間程度は農作業、漁業などの比較的強い作業に従事している場合。
Ⅳ（高い）	1.9	1日のうち1時間程度は激しいトレーニングや木材の運搬、農繁期の農耕作業などのような強い作業に従事している場合。

＊厚生労働省　第6次改定「日本人の栄養所要量-食事摂取基準-」より。
＊生活活動強度Ⅱ（やや低い）は、現在国民の大部分が該当するものである。
＊生活活動強度Ⅲ（適度）は、国民が健康人として望ましいエネルギー消費をして、活発な生活行動をしている場合であり、国民の望ましい目標とするものである。
＊睡眠中は0.9METSとして計算する。

糖質量を制限すれば1カ月で約3kg減を実現！

体重50kgの女性が1時間に消費できる糖質の量は10g。朝食を7時、昼食を12時、夕食を19時にとるとした場合、朝食で糖質50gの食事をとると5時間後の12時に糖質は消費されることになります。昼食を50gにすれば5時間で消費され、夕食までの2時間は脂肪燃焼タイムになります。さらに19時に30gの食事をとれば、3時間後の22時には糖質は消費され、それから翌朝の7時までの9時間が脂肪燃焼タイムに。

合計2時間＋9時間＝11時間
が1日の脂肪燃焼タイムになります。

もし、この生活を30日間続ければ、
68kcal（1時間の消費エネルギー）×
11時間×30日＝22400kcal

22400kcal÷7200kcal（脂肪1kgのもつエネルギー）≒3kg
となり、30日で約3kgの脂肪が燃焼することになります。

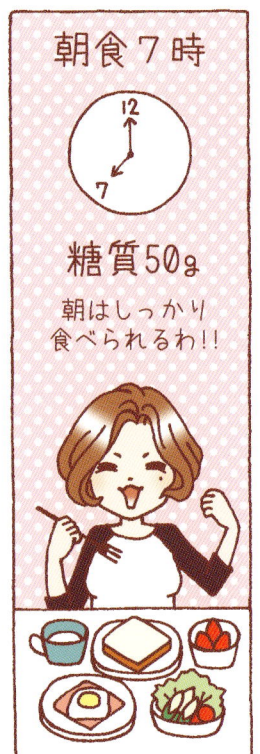

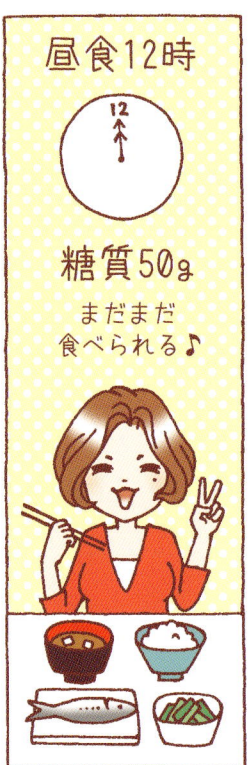

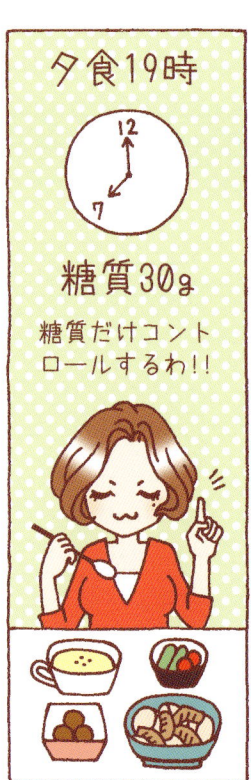

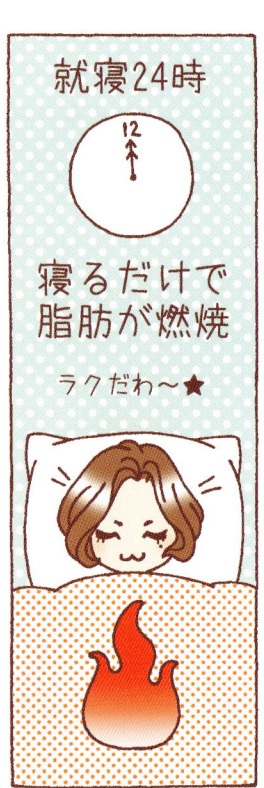

やせるための糖質量の目標は？

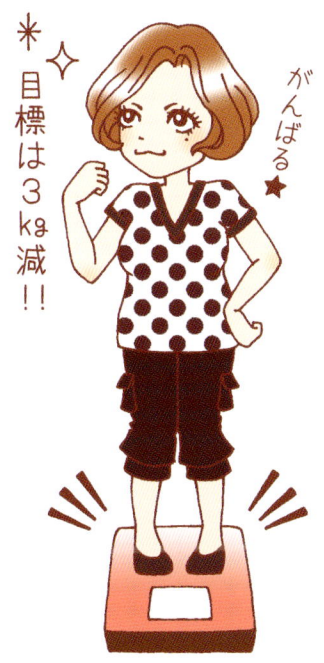

人によってどのくらいやせたいかには違いがあります。体重50kgの人が3kgやせたいのなら、前述のように糖質量を制限すればいいのですが、そうでない場合も当然あるでしょう。そこで、朝は糖質40〜60g、昼は30〜50g、夜は30g以下というように幅を持たせて、自分の生活にあった糖質制限をすることをおすすめします。朝50gがきついのであれば60gにしてもいいし、もっと即効性をもたせたければ、朝＝30g、昼＝30gにしてもいいでしょう。

自分の目標に合わせてこの範囲内で糖質をとるようにしてください。ちなみに、ナチュラルダイエットレストランNODOでは、朝＝50g、昼＝50g、夜＝30g以下に設定しています。

きれいにやせたいならタンパク質を積極的に！

きれいにやせるための極意は「炭水化物や脂質をとりすぎないようにして、ビタミン、ミネラル、タンパク質を積極的にとること」。タンパク質が不足すると肌はカサカサ、髪はボサボサに。こうなってはダイエットに成功しても喜べません。

また、ミネラルやビタミンは炭水化物やタンパク質などの栄養素がきちんと働くためのサポート役なので、これらもしっかり摂取すること。とはいえ、ひとつひとつの栄養素の配分を毎食考えるのは至難のワザ。そこで食事を「主食」「主菜」「副菜」「汁もの」に分け、これらを組み合わせてメニューを考えれば、栄養バランスのいい食事がとれます。

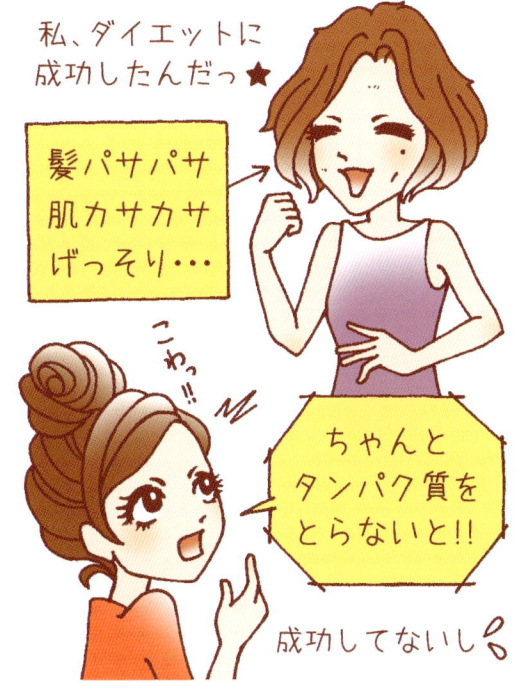

1日の食事でとる糖質量の目安

朝、昼、晩の食事で摂る糖質の量の目安をここでもう一度まとめてみましょう。糖質こそがダイエットの要になるので、しっかり覚えてメニュー作りに役立ててください。

【 朝食＝糖質40〜60g（NODOは50g）】

朝食は脳や筋肉にエネルギーを補給し、代謝を活発にして脂肪を燃焼しやすくするため、きちんと食べるようにしましょう。朝食抜きにすると一時的にエネルギー不足なり、次の食事のときに脂肪をため込もうとするのでダイエットには逆効果。朝食こそ、炭水化物を多く含む主食を食べて血糖値を上げ、エネルギーを補給して活動力を高めることが大切です。
献立はご飯やパンなどの主食を1品、主菜と副菜を各1〜2品、汁ものを1品、果物を組み合わせて50gになるようにします。

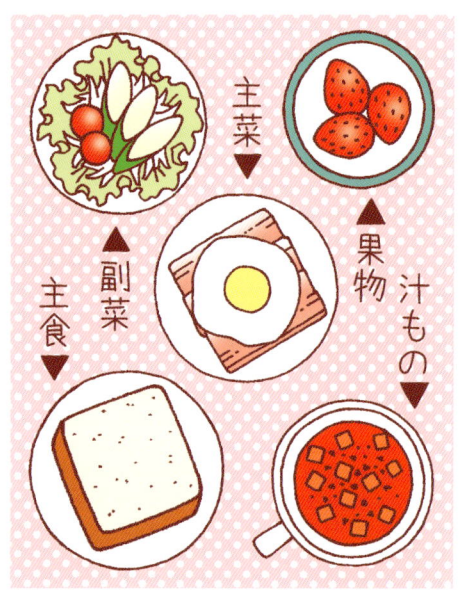

【 昼食＝糖質30〜50g（NODOは50g）】

昼食は夕食までのエネルギーを補うために食べます。12時に昼食をとる場合、糖質40gなら16時には消化されるので、それから夕食までが脂肪燃焼タイム。間食をしないように気をつけて、タンパク質やミネラル、ビタミン、食物繊維が豊富なメニューにしてください。これらはボディラインのメリハリをつくるための大切な栄養素です。
献立は主食と汁ものを1品ずつ、主菜と副菜は各1〜2品に。丼や麺類の場合はご飯やめんの量を減らしてください。

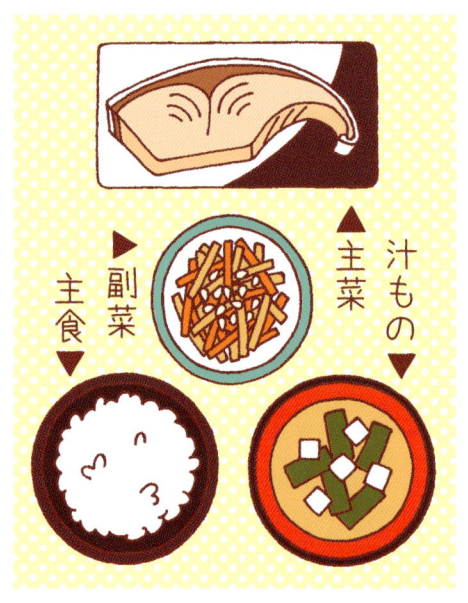

【 夕食＝糖質30ｇ以下（NODOも同じ）】

夕食は就寝までにいかに血糖値を下げるかがポイントです。糖質30ｇの夕食を19時にとると、3時間後の22時には糖質は消化されています。そうなると22時から翌朝起床する7時までの9時間が脂肪燃焼タイムに。ただし糖質が高い食事をとったり、食事の時間が遅かったり、夜食を食べたりすると脂肪燃焼は期待できません。献立は主菜と副菜、汁ものなどのおかずだけにします。ご飯やパンなど、炭水化物を多く含む主食はとらないのが鉄則です。肉や魚、豆腐料理でタンパク質をたっぷりとり、野菜やきのこ、海藻料理、汁ものでビタミンやミネラル、食物繊維をしっかりとりましょう。

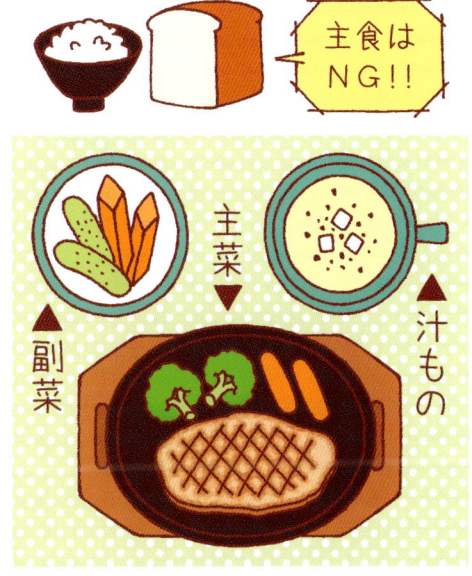

【 おやつは糖質の少ないものを！ 】

1回の食事で糖質を75ｇ以上食べると、血糖値があっという間に急上昇して脂肪が蓄えられやすくなってしまうので要注意です。おやつはできるだけ避けるのがベストですが、食べるなら朝食か昼食に。ただし設定した糖質量は守らなくてはいけないので主食抜きということになります。また糖質量が少なく満腹感が長持ちするおやつを選ぶと血糖値が緩やかに上昇し、緩やかに下降するので脂肪になりにくくなります。

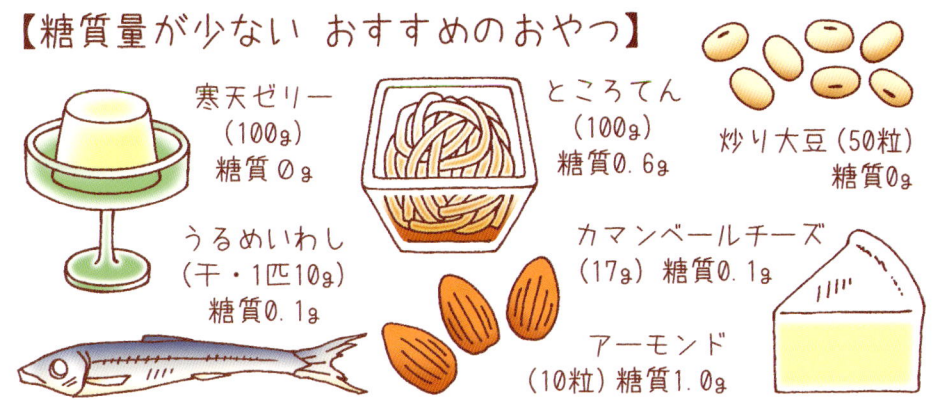

「やせる食べ順」は、副菜→汁もの→主菜→主食！

食べる順番で食べ過ぎを防ぐことができます。その方法とは、

①食物繊維の多い副菜を食べる。
↓
②汁ものを食べて食物繊維を水分で膨らませる。
↓
②肉や魚などのメインの主菜を食べる。
↓
③血糖値が上がりやすい主食を必要な分だけ食べる。

このほかに、よくかんで20分以上時間をかけて食べること。食事をして「お腹いっぱい」と感じるのは10分以上たってからなので、早食い（10分以内）をすると食べ過ぎの原因になります。

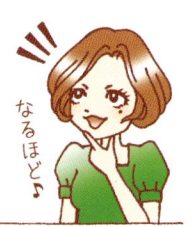

 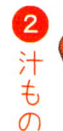 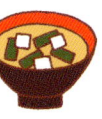  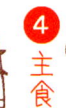 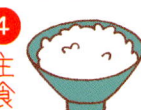

1 副菜　2 汁もの　3 主菜　4 主食

最低限必要なカロリーはとる！

人はじっとしているときでも臓器が働いているのでエネルギーを使っています。そのため生命を維持するために最低限必要なエネルギー＝カロリーをとらなくてはなりません。このエネルギーのことを基礎代謝といい、体重に年齢別の係数をかけて算出します。

例えば、20代で50kgの女性の場合は、50kg×22（年齢別の係数）＝1100kcal。
これだけは確保しないと、体調不良になって拒食症や過食症などの生命を脅かす摂食障害を招く危険性があります。まずは自分の基礎代謝を割り出して、最低限必要なカロリーはとるようにしましょう。

基礎代謝を算出するための係数

性別	15〜17歳	18〜29歳	30〜49歳	50歳以上
男性	27	24	22	21
女性	25	22	22	21

1食のカロリーは500kcal以下！

20代で50kgの女性が最低限必要なカロリーは1100kcalですが、1日中じっとしているわけではないので、必要なカロリーはこの数値より高くなります。運動強度（デスクワーク中心の生活で、立ち仕事や家事、軽いスポーツを含む生活をしている人の場合）で睡眠時間6時間の場合、

【1日の活動中の消費エネルギー】
50kg×（24時間－6時間）×1.5METS＝1350kcal

【1日の睡眠中の消費エネルギー】
50kg×6時間×0.9METS＝270kcal

合計1350kcal＋270kcal＝1620kcalが1日に消費できるカロリーになります。この状態で体重を維持したければ1620kcal÷3食で、1食あたり540kcalを摂取すればOK。しかし、おやつを食べたり、お酒を飲んだりすることもあるので、その分を差し引いて1食500kcal以下に設定するのが理想的です。

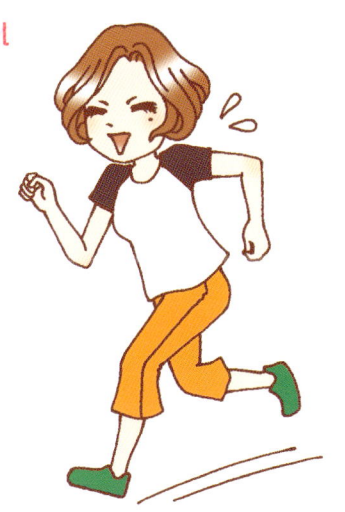

無理な食事制限はリバウンドのもと！

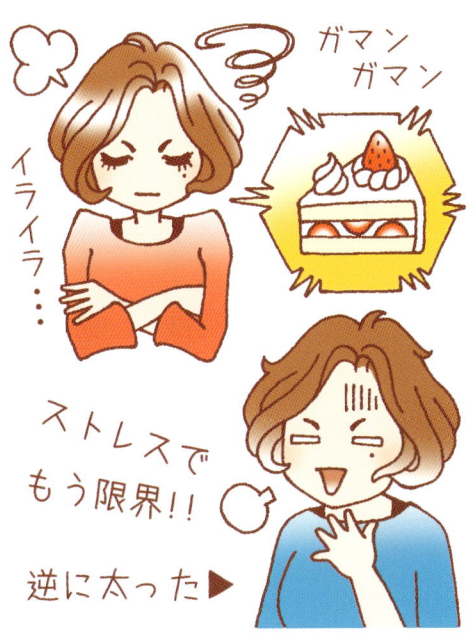

人間がおいしいと感じる味覚は「甘み」「旨み」「脂み」。この3つを1日の食事の中に上手に取り入れれば、おいしいものを食べながらダイエットをすることができます。「ダイエットは我慢」「食べちゃダメ」などと強制的なダイエットをすると、我慢の限界がきて必ずリバウンドします。
その点、糖質制限＋やせる食べ順で食事をすれば、何品も食べられるので長く続けられ、脂肪がつきにくい体になります。

主食の上手なとり方

主食はカロリーも糖質も高いので、朝と昼にとるようにしましょう。朝起きたときは血糖値が下がって内臓や脳の働きが低下しています。炭水化物を多く含む主食を食べて血糖値を上げ、体中にエネルギーの補給を。昼もまだまだ活動量が多いのでOK。夜は就寝までに血糖値を下げることが大切なので控えましょう。ここではNODOが推奨する主食の目安をご紹介します。

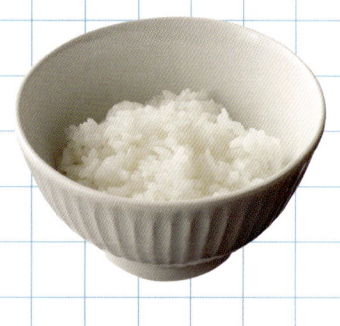

ご飯（80g）
134 kcal　糖質 29.5 g

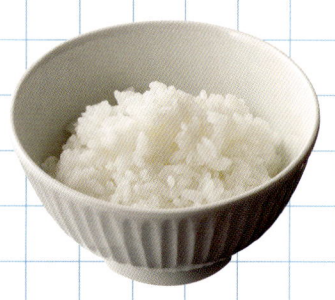

マンナンご飯（115g）
130 kcal　糖質 28.6 g

米1合にマンナンヒカリ75gを加えて炊く（炊き上がり2合）。※「日本食品標準成分表2010」水稲めし・精白米より計算

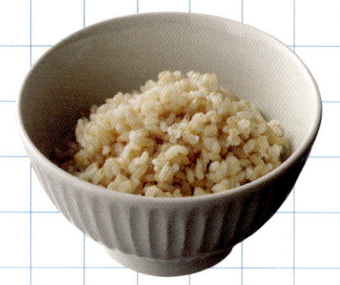

発芽玄米ご飯（115g）
132 kcal　糖質 27.5 g

1合（150g）当たり300mlの水を加えて軽くかき混ぜ、約30分吸水してから炊く。

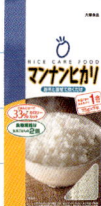

「マンナンヒカリ　スティックタイプ」
（大塚食品）525g（75g×7本）

こんにゃく精粉などを原料にした米粒状の食品。白米に混ぜて炊くと炊きあがりは見た目も味わいもほとんど変わらず、白米ご飯を同量食べた場合と比べてカロリーが33％カットできる。

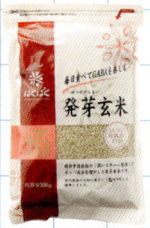

「発芽玄米」
（はくばく）500g

血圧上昇や動脈硬化を抑制するギャバ（アミノ酸の一種）や食物繊維が豊富で（100g当たり2.6g）、栄養価の高いご飯。プチプチした食感でよくかんで食べるため、満腹感が得られる。

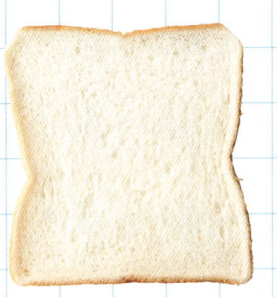

食パン（8枚切り1枚）

119 kcal　糖質 **20.0** g

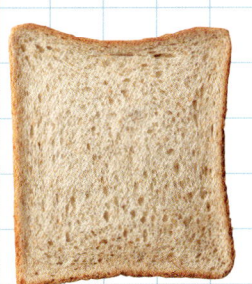

全粒粉入り食パン（8枚切り1枚）

118 kcal　糖質 **19.1** g

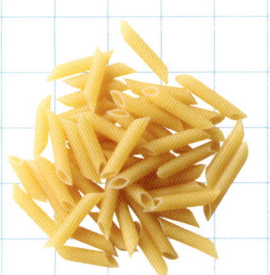

パスタ（60g）

227 kcal　糖質 **41.7** g

アルコールのカロリーと糖質量

アルコールも糖質の少ないものと多いものがあるので注意が必要です。基本的に焼酎やウイスキーなどの蒸留酒はOK。ビールや日本酒、紹興酒などの醸造酒は要注意。上手に選んでほどほどに楽しみましょう。

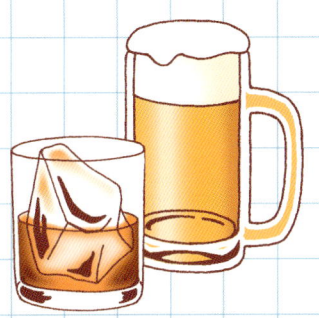

ビール1杯(200ml)
80kcal　糖質6.2g

白ワイン1杯(100ml)
73kcal　糖質2.0g

赤ワイン1杯(100ml)
73kcal　糖質1.5g

焼酎1杯(ロック／60ml)
88kcal　糖質0.0g

日本酒1合(180ml)
193kcal　糖質8.1g

ブランデー1杯(60ml)
142kcal　糖質0.0g

ウイスキー1杯(60ml)
142kcal　糖質0.0g

紹興酒1杯(150ml)
191kcal　糖質7.6g

この本の使い方

○ 章立ては大きく主菜、副菜、汁ものに分け、常備菜は副菜として考えます。デザートは食事には入りませんが、おやつとして活用してください。

○ 献立を考えるときは、主食(P22-23)、主菜(P26-50)、副菜(P52-74)、汁もの(P76-90)、常備菜(P92-98)の中からそれぞれ選び、カロリーと糖質を計算してください。カロリーと糖質は各レシピに記載しています。

○ 主菜は肉や魚、豆腐、卵などのタンパク質、副菜は野菜やきのこ、海藻などのビタミンやミネラル、食物繊維を多く含むレシピになっています。

○ 本書では甘味料としてカロリーゼロのラカントSを使っています。

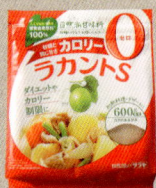

ラカントS(サラヤ)

長寿の果実「羅漢果(ラカンカ)」から抽出した高純度エキスと、ワインやきのこなどに含まれる甘味成分エリスリトールでできた自然派甘味料でカロリーゼロ。甘みは砂糖と同じで、熱に強く加熱しても甘みは変わらない。顆粒タイプのほか、液体タイプ、固形タイプがある。

○ 計量の単位は小さじ1 = 5mℓ、大さじ1 = 15mℓ、1カップ = 200mℓ。

○ 電子レンジは500Wを使用しています。

○ フライパンはフッ素樹脂加工のものを使用しています。

◎レシピの見方

カロリー／糖質量
→表記は1人分です。

栄養士のレシピコメント
→レシピに関する栄養面の解説。

戸田先生のダイエットMEMO
→日常生活で役立つダイエットの豆知識

主菜

主菜は朝食、昼食、夕食のどの食事でも必ず1品は取り入れます。肉や魚、豆腐、卵などのタンパク質を多く含むレシピが中心です。メニューの組み合わせを考えるときは、まず主菜を決め、それに合う他のレシピを選ぶといいでしょう。

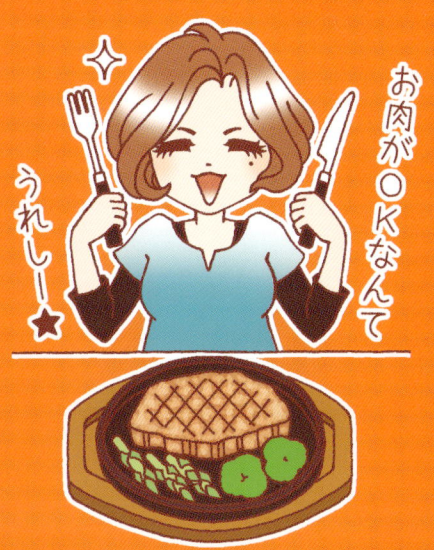

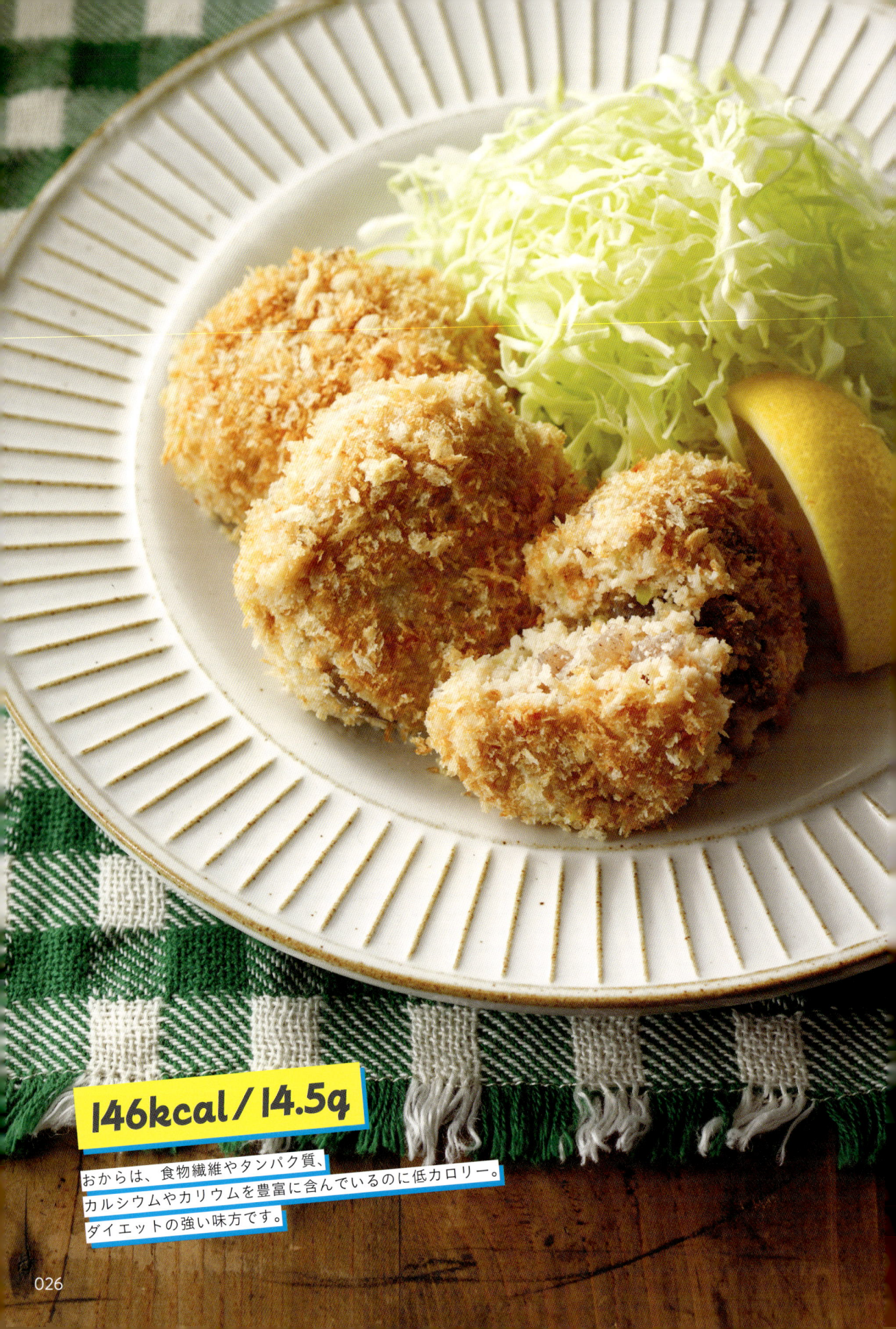

146kcal / 14.5g

おからは、食物繊維やタンパク質、カルシウムやカリウムを豊富に含んでいるのに低カロリー。ダイエットの強い味方です。

おからのノンフライコロッケ

パン粉をつけて焼くだけのヘルシーコロッケです。
食物繊維たっぷりのおからで腹もちもgood！

材料と作り方　2人分

- こんにゃく … 1/6枚(50g)
- 長ねぎ … 1本
- パン粉(乾燥) … 30g
- **A**
  - ラカントS … 小さじ1
  - 顆粒だし … 小さじ1
  - しょうゆ … 大さじ1/2
  - 水 … 100㎖
- おから … 110g
- 塩・こしょう … 各適量
- キャベツのせん切り … 120g
- レモン … 1/4個

1. こんにゃくは細かく切ってゆで、長ねぎは小口切りにする。パン粉はフライパンでから煎りする。
2. 鍋に **A** を入れて弱火にかけ、沸騰したらおからを加えて煮る。ふつふつしてきたらこんにゃくと長ねぎを加えてさらに煮る。水気がなくなったら、塩・こしょうで味をととのえ、火から下ろして冷ます。
3. 2を小判形に6つ成形し、パン粉をまぶして200℃のオーブンで3分ずつ両面を焼く。
4. 器に盛り、キャベツとレモンを添える。

あると便利なドレッシング

つけ合わせの野菜などに、味を加えたいときに便利なドレッシング2種をご紹介します。

梅かつおドレッシング
14kcal・糖質1.7g(1回分)

材料(4回分)
- 梅干し … 1個
- かつおぶし … 1パック(5g)
- めんつゆ(2倍濃縮) … 大さじ3
- 水 … 小さじ2

作り方
梅干しは種を取り除いて、果肉を包丁でたたく。ボウルに入れてめんつゆと水を合わせ、手でもんで細かくしたかつおぶしを加えて混ぜる。

ごまドレッシング
41kcal・糖質1.3g(1回分)

材料(4回分)
- すり白ごま、マヨネーズ … 各大さじ1
- ポン酢しょうゆ … 大さじ2
- 水 … 小さじ2
- ラカントS … 小さじ1/2

作り方
ボウルに材料を入れて混ぜ合わせる。

MEMO 市販のお弁当やお惣菜を買ったときはラベルに書いてある「栄養成分表示」をチェック。炭水化物から食物繊維を引いたものを糖質量と考えて。

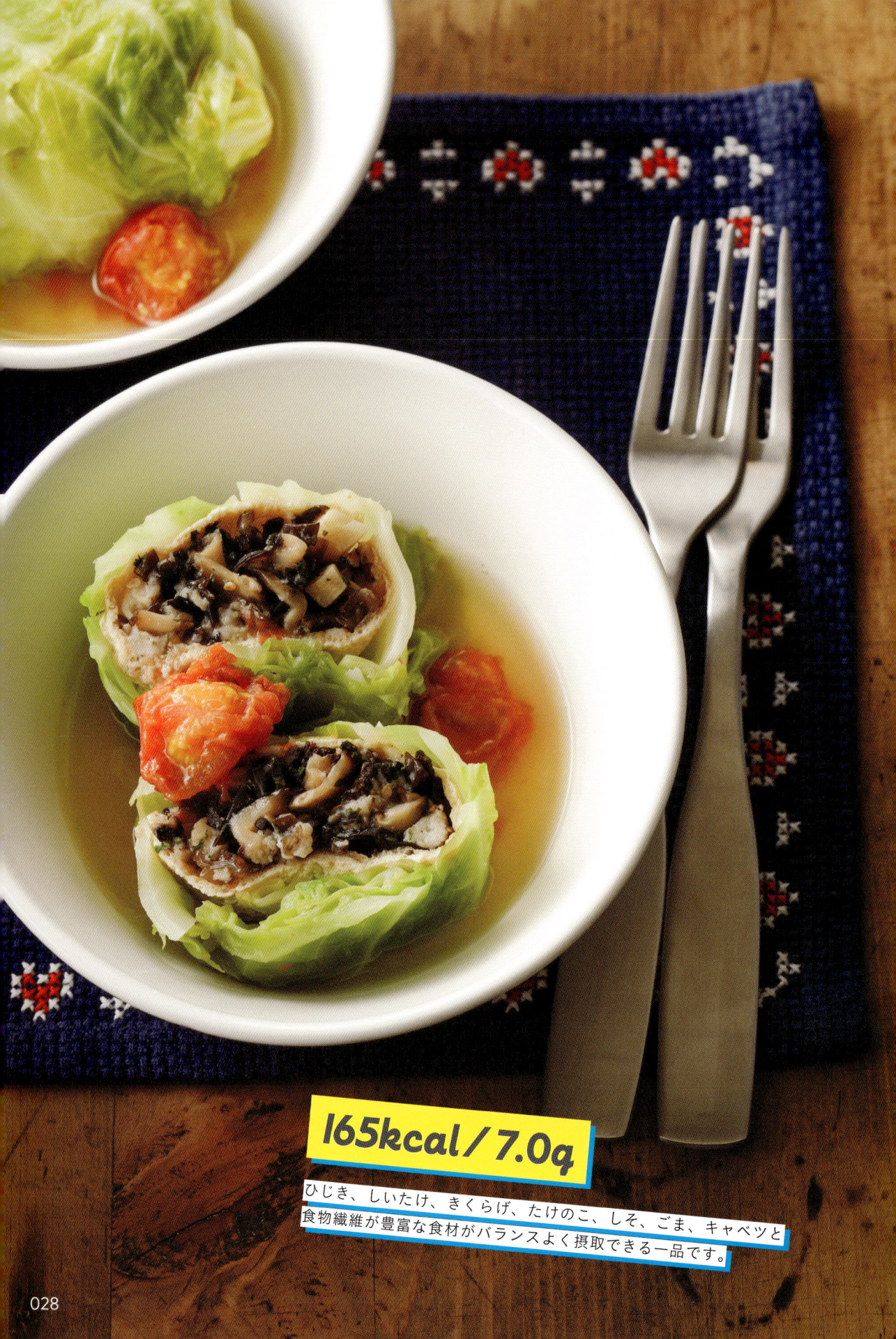

165kcal / 7.0g

ひじき、しいたけ、きくらげ、たけのこ、しそ、ごま、キャベツと食物繊維が豊富な食材がバランスよく摂取できる一品です。

ひじきのロールキャベツ

煮汁をたっぷり含んだ具材が口の中にジュワ〜。
油揚げにも煮汁がしみ込んで美味です。

材料と作り方　2人分

油揚げ … 1枚
乾燥きくらげ … 4個
干ししいたけ … 1個
乾燥ひじき … 1g
たけのこ（水煮）… 20g
青じそ … 5枚
いり白ごま … 小さじ2
しょうがのしぼり汁 … 小さじ1
はんぺん … 1/4枚
塩・こしょう … 各適量
キャベツの葉 … 4枚（160g）
水 … 250㎖
顆粒だし … 小さじ1/2
ミニトマト … 2個

1. 油揚げは半分に切ってざるにのせ、たっぷりの湯（分量外）をかけて油抜きする。ペーパータオルでしっかり水気をふき取って裏返す。
2. きくらげ、しいたけ、ひじきはそれぞれ別の器に入れて水（分量外）で戻す。きくらげは細切りに、しいたけはみじん切りにし、ひじきは水気をきる。たけのこは粗みじん切りに、青じそは細切りにする。
3. ボウルにはんぺんを入れて泡立て器でつぶしながら **2** と白ごま、しょうがのしぼり汁を加えてよく混ぜる。塩・こしょうで味をととのえて **1** に詰める。
4. 鍋に塩少々を入れた湯（分量外）を沸かし、キャベツをゆでてしんなりさせる。広げたキャベツに **3** をのせてかたく巻く。
5. 小さめの鍋に **4** を入れ、水と顆粒だしを加えて10分煮込む。半分に切ったミニトマトを加えてさらに5〜10分煮込んだら、塩・こしょうで味をととのえる。

MEMO　夕食が遅いと血糖値が下がらないうちに寝ることに。余分なエネルギーが脂肪になるので、就寝の3時間以上前に夕食をすませること。

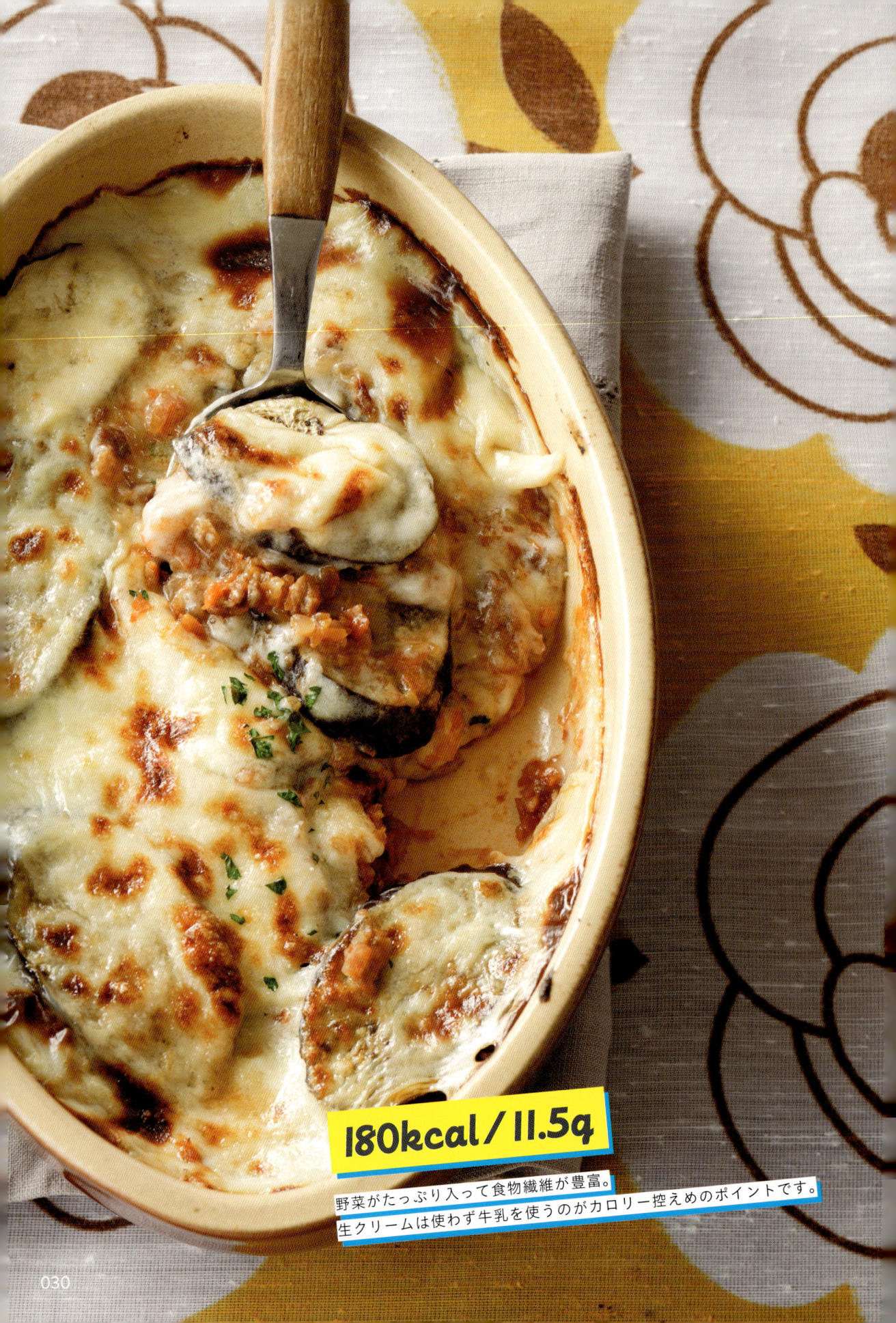

180kcal／11.5g

野菜がたっぷり入って食物繊維が豊富。
生クリームは使わず牛乳を使うのがカロリー控えめのポイントです。

なすのラザニア

ダブルソースでボリューム感があるのにヘルシー。
なすとチーズの組み合わせが絶妙です。

材料と作り方　2人分

- なす … 2本(160g)
- 豚ひき肉 … 40g
- 塩・こしょう … 各少々
- 赤ワイン … 大さじ1と2/3
- 玉ねぎ … 1/5個(40g)
- にんじん … 1/2本(40g)
- セロリ … 1/3本(40g)
- トマトの水煮(ホール缶) … 50g
- 水 … 200ml
- **A** 牛乳 … 125ml
  - 片栗粉 … 大さじ1/2
  - 顆粒コンソメ … 小さじ2
- パルメザンチーズ(粉末) … 大さじ3
- イタリアンパセリのみじん切り … 適量

1. なすは3mm厚さの斜め薄切りにし、10分ほど塩水(分量外)にさらす。ざるに上げて水気をきり、200℃のオーブンで3〜4分、表面の水気がなくなる程度にから焼きする。
2. ひき肉に塩・こしょうをふり、フライパンで炒める。肉の色が変わったら、赤ワインとそれぞれみじん切りにした玉ねぎ、にんじん、セロリを加え、野菜がしんなりするまで炒める。トマトと水を加え、弱火で10分ほど煮込む。
3. 鍋に **A** を入れて弱火にかけ、泡立て器でかき混ぜながらとろみをつける。
4. 耐熱皿に 2 → 1 → 3 → パルメザンチーズ → 2 → 1 → 3 の順に重ね、最後に残りのパルメザンチーズをふってオーブントースターで焼き色がつくまで4〜5分焼く。
5. トースターから出し、イタリアンパセリをふる。

TODA'S ADVICE 01

ついつい食べ過ぎてしまう対策は？

脳をリセットして満腹中枢を正常に戻す

食べ過ぎの生活を続けていると、しだいに満腹と感じるハードルが上がってしまいます。適量で満腹感を得るためには2週間から1カ月くらいかけて脳をリセットするといいでしょう。まずは食事をする時間を決め、主食を減らしつつ、おかずの品数を増やして満足感を得るようにします。さらに量も少しずつ減らしていき、食事内容も満腹感をアップするものを積極的にとるようにします。食物繊維が豊富な野菜やきのこ、海藻などが有効。それでも食べたくなったときは、温かいオニオンスープや野菜のみそ汁をとると心もお腹も満たせます。あせらず時間をかけて満腹と感じる脳の状態をリセットできれば、食べ過ぎることはなくなって体重も徐々に落ちてくるはずです。

MEMO 朝は軽め、昼食後はお菓子をだらだら、夕食はガッツリの食生活は肥満まっしぐら。血糖値を急上昇させるので、代謝が悪くなり脂肪を蓄えやすい。

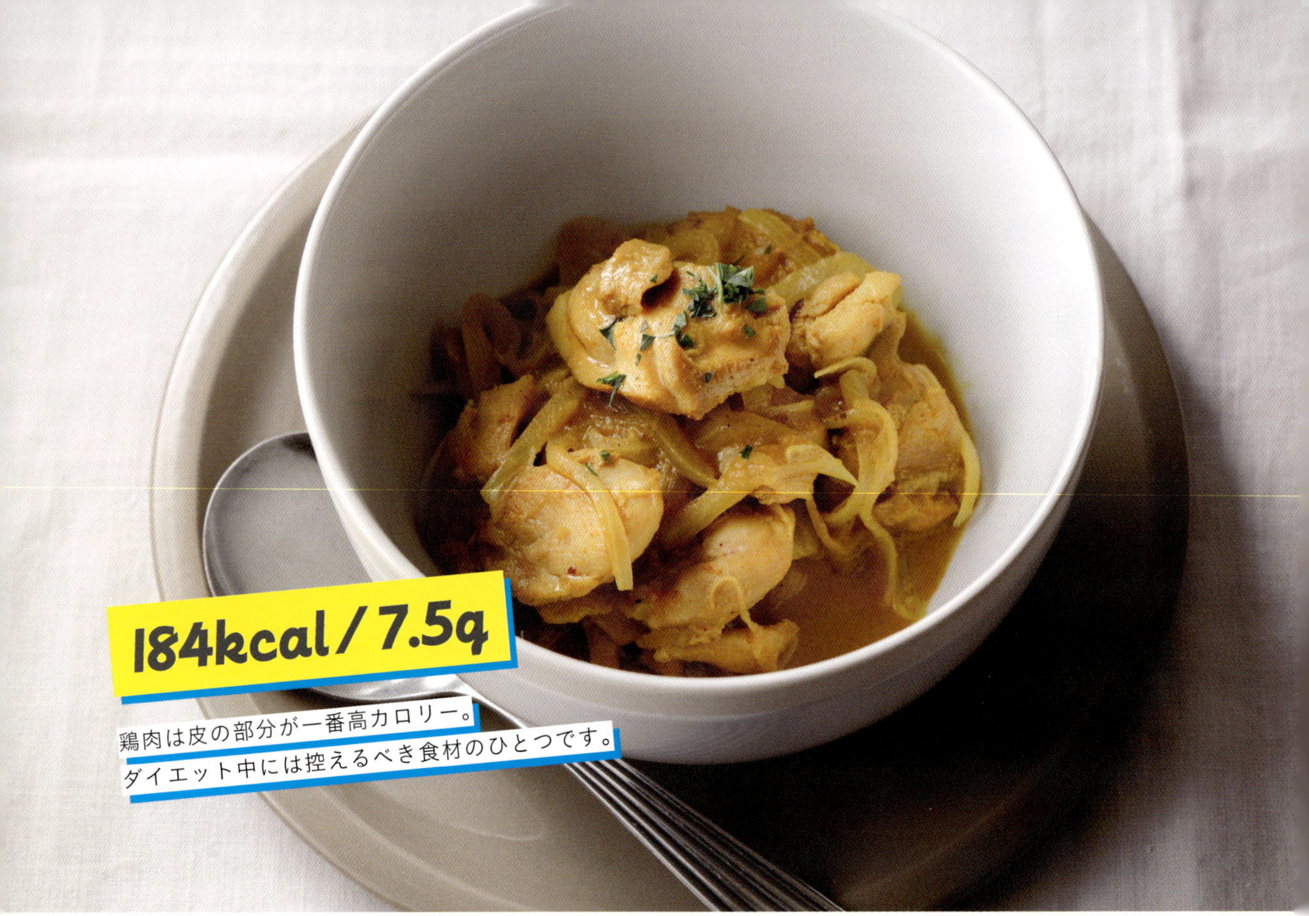

184kcal / 7.5g

鶏肉は皮の部分が一番高カロリー。ダイエット中には控えるべき食材のひとつです。

鶏もも肉のオニオンカレー煮

カレー味がしっかりしみ込んでパンチがあります。
ヘルシーな鶏肉料理の変化球を味わって。

材料と作り方　2人分

鶏もも肉 … 200g
塩・こしょう … 各少々
薄力粉 … 小さじ2
玉ねぎ … ½個（100g）
サラダ油 … 小さじ1
カレー粉 … 小さじ1
A｜顆粒コンソメ … 小さじ2
　｜白ワイン … 25㎖
　｜ウスターソース … 小さじ1
　｜水 … 200㎖
イタリアンパセリのみじん切り
　… 適量

1 鶏肉は皮を取り除き、一口大に切って塩・こしょうをして薄力粉をまぶす。玉ねぎは薄切りにする。
2 フライパンを中火にかけて熱し、サラダ油をひく。鶏肉を入れ、両面に焼き目がつくまで焼いたら玉ねぎを加えてさらに炒め、カレー粉も加えて炒める。
3 Aを加え、水分量が半分くらいになるまで弱火でじっくり煮込む。
4 器に盛り、パセリをふる。

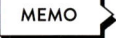　食事をするとき最初に主食をとると血糖値が急激に上がってしまう。副菜や汁ものを最初に。野菜、スープ、肉・魚、パンまたはご飯のコース料理がベスト。

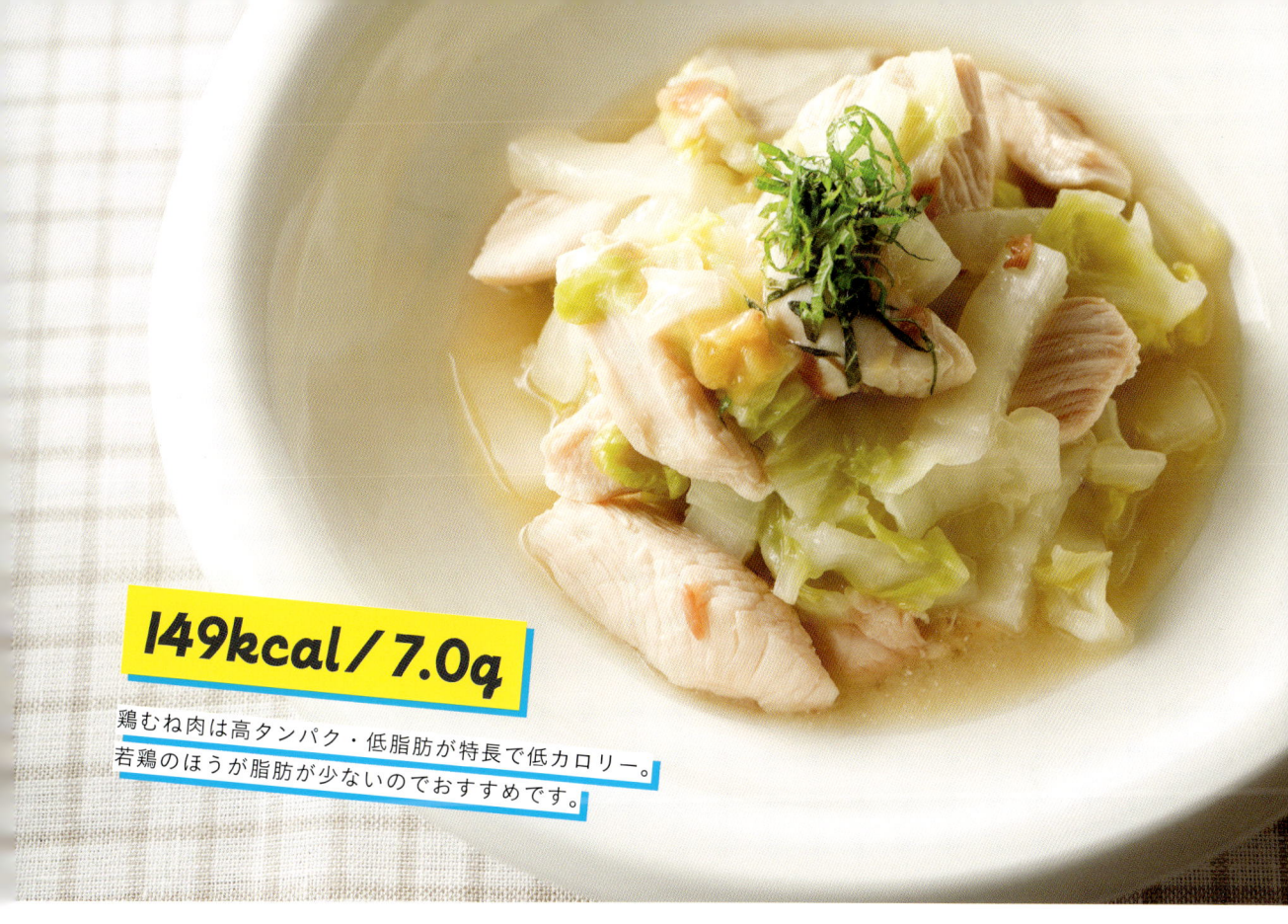

149kcal / 7.0g

鶏むね肉は高タンパク・低脂肪が特長で低カロリー。
若鶏のほうが脂肪が少ないのでおすすめです。

鶏むね肉と白菜の梅煮

さっぱりとした煮もので梅干しの酸味が味のアクセント。
歯ごたえも満点です。

材料と作り方　2人分

鶏むね肉 … 200g
塩 … 少々
A｜めんつゆ（2倍濃縮）… 大さじ1
　｜酒 … 小さじ2
片栗粉 … 大さじ1/2
白菜の葉 … 大2枚（200g）
水 … 100ml
梅干し … 大1個
青じその細切り … 1枚分

1. 鶏肉は一口大のそぎ切りにして塩をふる。ボウルにAを合わせて鶏肉を入れ、10分ほど置いてから片栗粉をまぶす。白菜は1cm幅に切る。
2. 鍋に水を入れて沸騰させ、種を取り出した梅干しと鶏肉を入れる。火が通ったら白菜を加え、全体がしんなりするまで3〜5分煮る。
3. 器に盛り、青じそをのせる。

MEMO 食事はよくかんで20分以上かけて食べると、血糖値が上昇して満腹中枢を刺激し、お腹いっぱいになって食べ過ぎを防止できる。

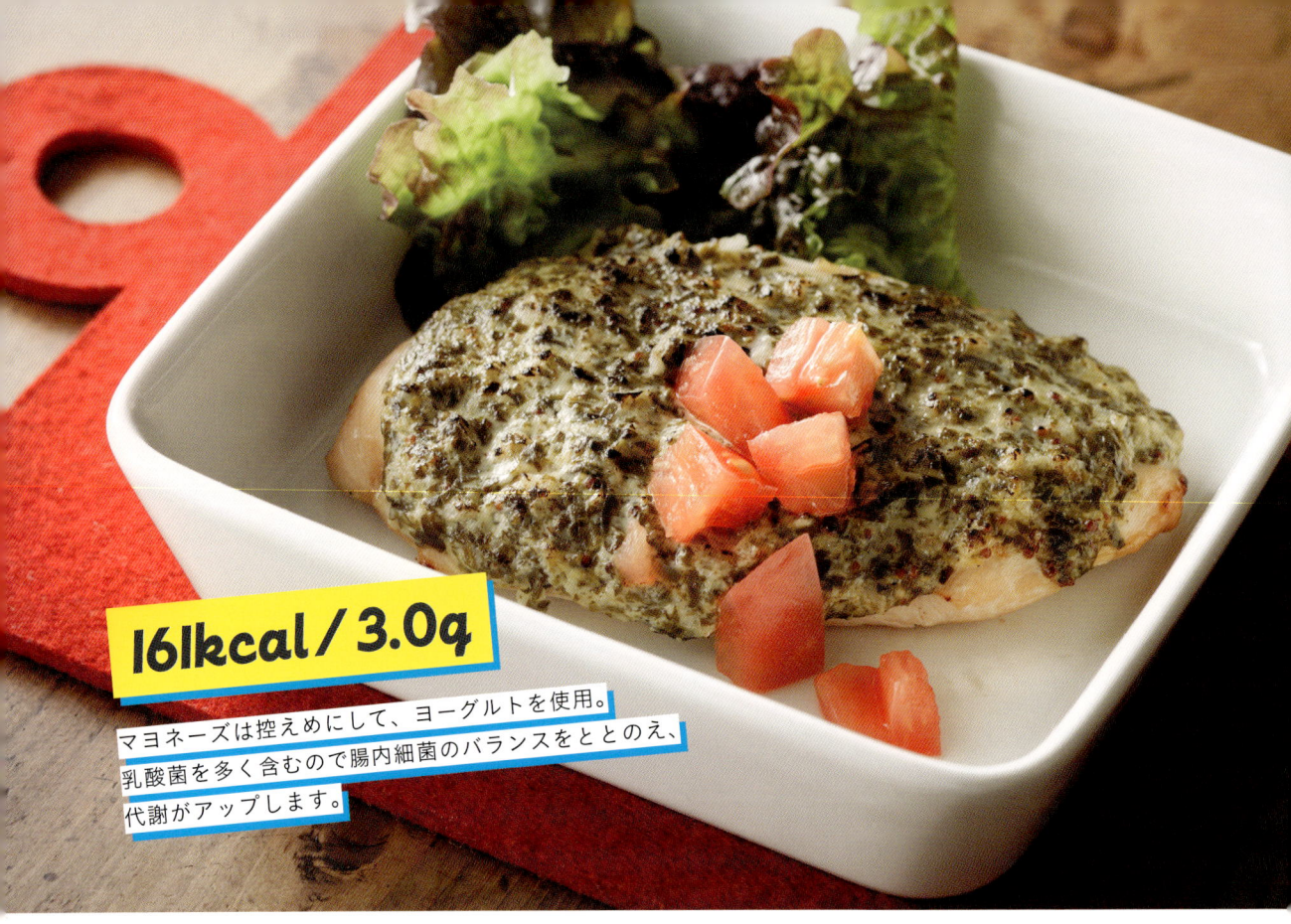

161kcal / 3.0g

マヨネーズは控えめにして、ヨーグルトを使用。乳酸菌を多く含むので腸内細菌のバランスをととのえ、代謝がアップします。

鶏むね肉のルッコラマヨ焼き

ルッコラたっぷりのソースが食欲をそそるカギ。
淡白な鶏肉に絡まって飽きずに食べられます。

材料と作り方　2人分

鶏むね肉 … 200g
塩・こしょう … 各適量
A ┃ しょうゆ … 小さじ2
　　┃ 酒、みりん … 各小さじ1
ルッコラ … 10g
B ┃ マヨネーズ … 小さじ2
　　┃ ヨーグルト(無脂肪・無糖)
　　┃ 　… 小さじ2
　　┃ 玉ねぎのみじん切り … 10g
　　┃ 粒マスタード … 小さじ2/3
レタス … 少々
トマト … 1/5個(20g)

1. 鶏肉に塩・こしょうをふり、合わせた **A** に30分ほど漬け込む。ペーパータオルで水気をふきとり、180℃のオーブンで5〜7分焼く(8分通り火が通っていればよい)。
2. 鍋に塩少々を入れた湯(分量外)を沸かし、ルッコラをさっとゆでる。水気をしっかりきってみじん切りにする。
3. ボウルに **2** と **B** を入れてよく混ぜ合わせ、塩・こしょうで味をととのえる。
4. 耐熱皿に **1** の鶏肉を盛り、**3** をのせて180℃のオーブンで2〜3分焼く。レタスを添え、1cm角に切ったトマトをのせる。

MEMO 甘いものは朝食で。
朝糖質をとれば脳にエネルギーを送って代謝を活発にし、体を目覚めさせる。

172kcal / 3.5g

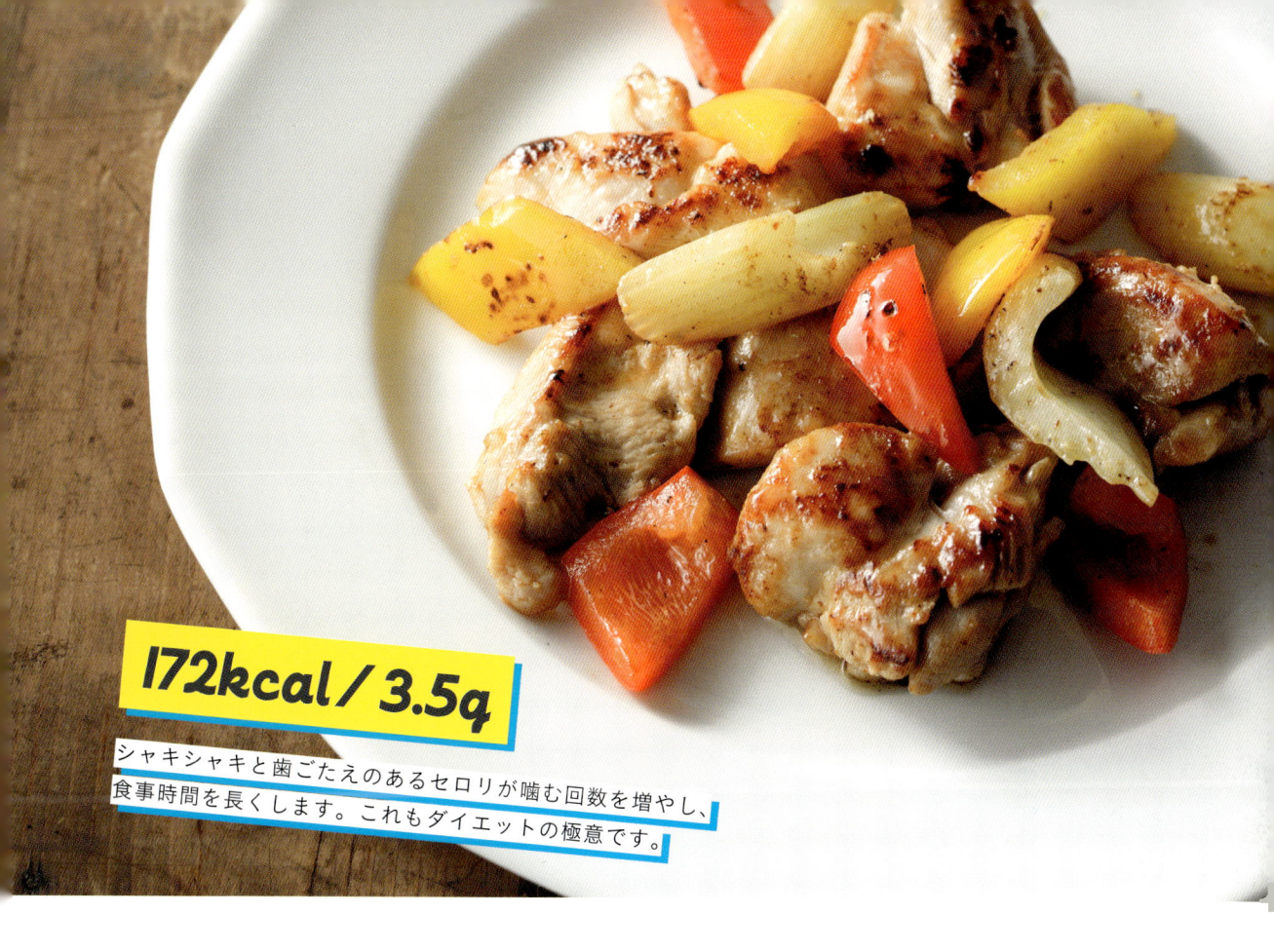

シャキシャキと歯ごたえのあるセロリが噛む回数を増やし、食事時間を長くします。これもダイエットの極意です。

鶏肉とセロリのスパイスレモン風味

鶏肉と野菜の組み合わせが絶妙。
歯ごたえのあるセロリとパプリカが鶏肉の旨みを後押しします。

材料と作り方　2人分

- 鶏もも肉 … 200g
- 塩・こしょう … 各適量
- レモン汁（下味用） … 小さじ1
- 薄力粉 … 小さじ1
- セロリ … 3/4本（75g）
- パプリカ（赤・黄） … 各1/8個（各20g）
- オリーブオイル … 小さじ1
- レモン汁 … 小さじ2
- 一味唐辛子 … 適量

1. 鶏肉は一口大に切って塩・こしょうをし、下味用のレモン汁を回しかけて10分ほど置いてから薄力粉をまぶす。セロリとパプリカは斜め切りにする。
2. フライパンにオリーブオイルを入れて中火にかけ、鶏肉を焼き色がつくまで焼く。鶏肉に火が通ったら、セロリとパプリカを加えて炒める。
3. セロリが透き通ってきたらレモン汁と一味唐辛子を加えて軽く炒め、火を止める。

MEMO 肉や魚の脂身は昼食がベスト。日中は消化力が高まっている。夕食に食べる場合は糖質の高いものといっしょに食べなければOK。

155kcal / 13.5g

ビタミンCが豊富なれんこん。
ビタミンCは加熱に弱いのですが、
れんこんのでんぷんに守られて、
加熱しても分解されにくくなります。

れんこんのはさみ焼き

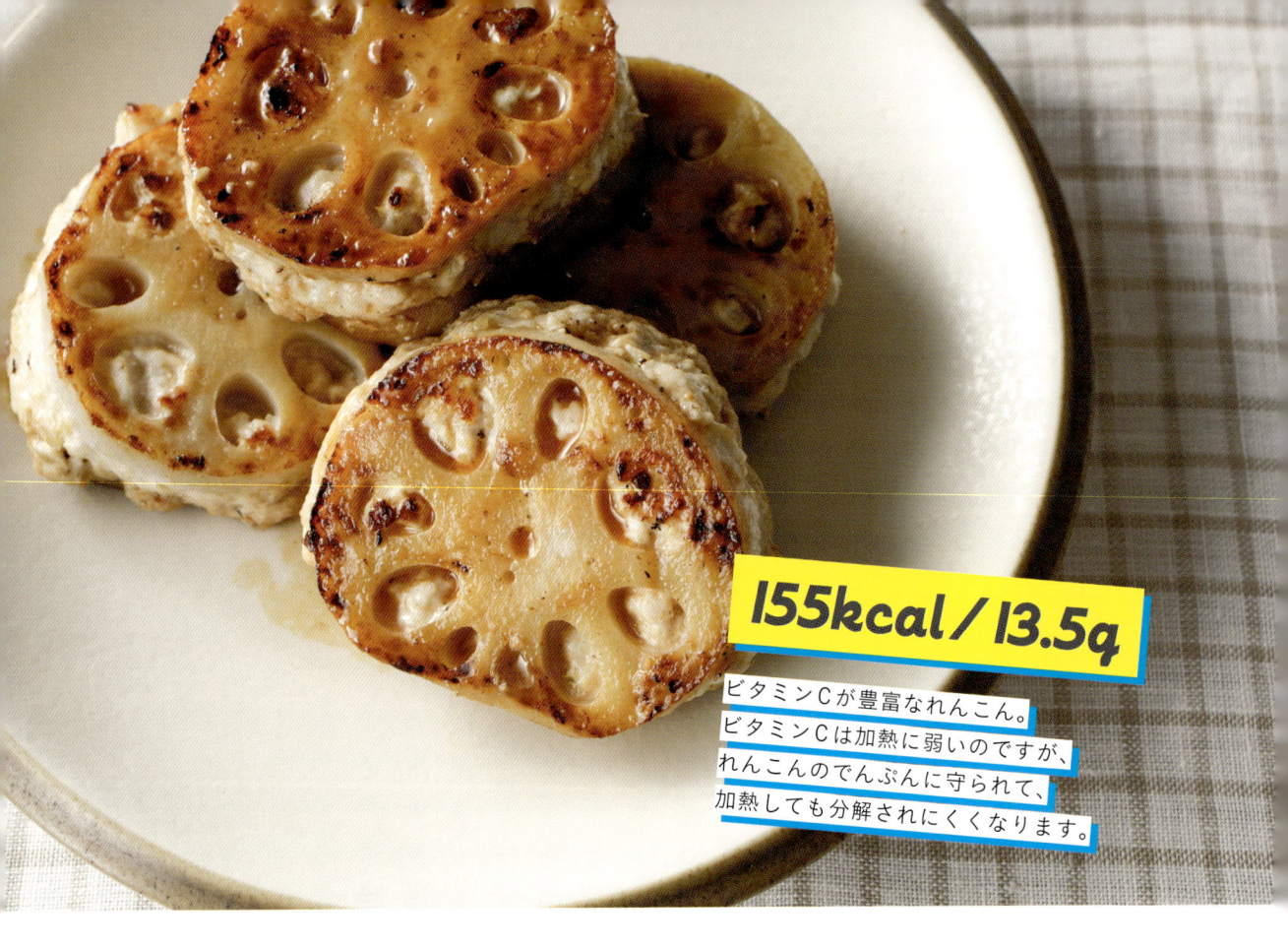

れんこんは体を温めてくれる根菜。
歯ごたえもあって満腹感が味わえ、しかもヘルシーです。

材料と作り方　2人分

A
- 鶏ひき肉 … 80g
- 玉ねぎのみじん切り … 25g
- 卵白 … 1/2個分
- 塩・こしょう … 各適量

れんこん … 1節（180g）
片栗粉 … 適量
サラダ油 … 小さじ1
水 … 100ml
しょうゆ … 小さじ2

1. ボウルに **A** を入れ、粘りがでるまで手でよくかき混ぜる。
2. れんこんは皮をむいて8枚に切り、酢水（分量外）に浸す。ペーパータオルで水気をしっかりふき取り、肉をはさむ面に片栗粉をまぶして **1** をはさむ。
3. フライパンにサラダ油をひいて中火にかけ、**2** の片面を焼く。軽く焼き色がついたら裏返して水を加え、ふたをして弱火で3〜5分蒸し焼きにする。れんこんに竹串がスーッと刺さるようになったら、しょうゆをまわしかける。

MEMO "朝はおにぎりだけ" は栄養バランスが悪い。具だくさんのみそ汁などといっしょに。

189kcal / 7.5g

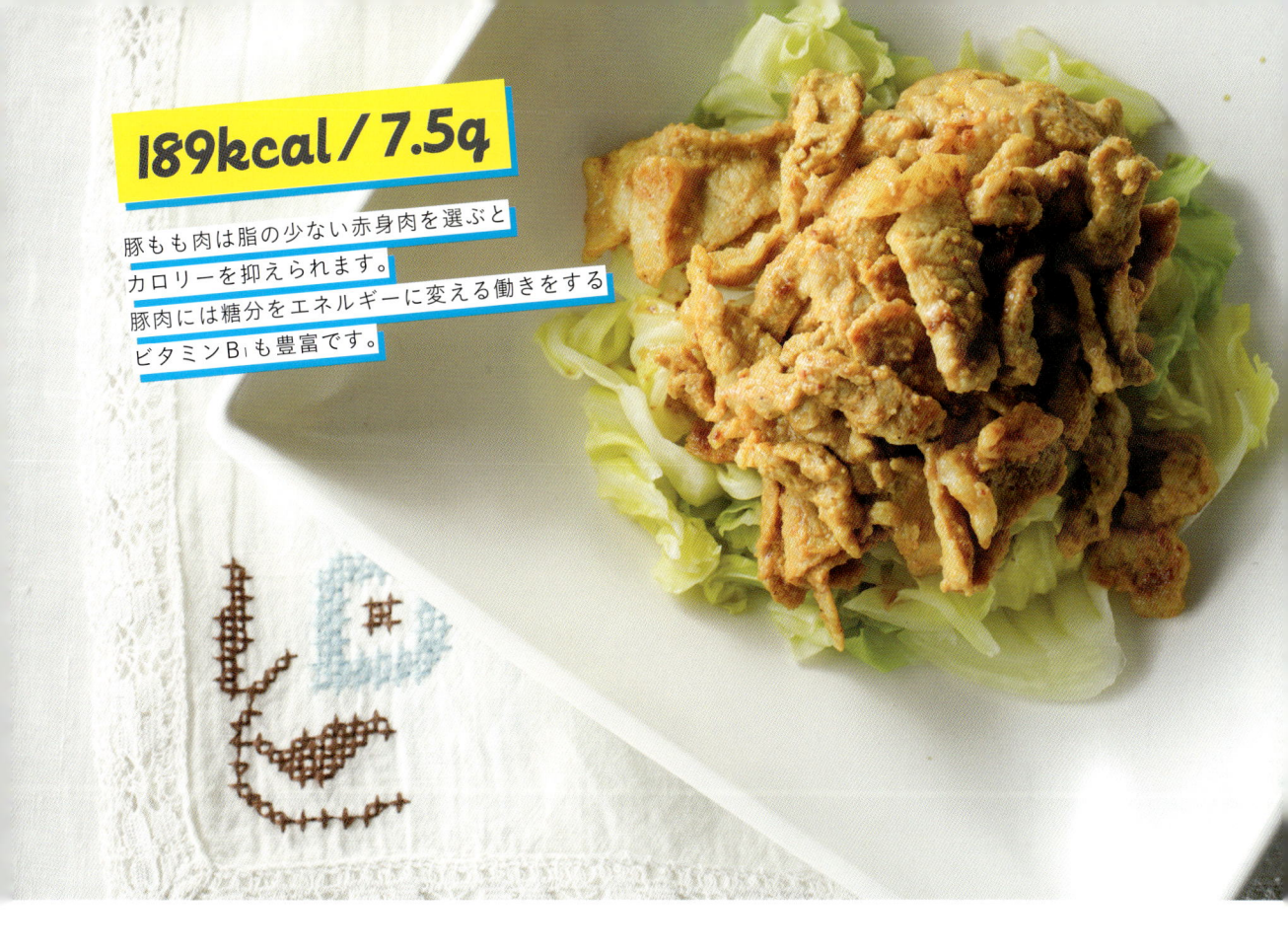

豚もも肉は脂の少ない赤身肉を選ぶとカロリーを抑えられます。
豚肉には糖分をエネルギーに変える働きをするビタミンB₁も豊富です。

タンドリーポークとキャベツのサラダ

ヨーグルト効果で肉がやわらかくジューシーに。
キャベツに肉の焼き汁をしっかり含ませるのがコツです。

材料と作り方　2人分

豚もも薄切り肉(しょうが焼き用)
　… 6枚(160g)
塩・こしょう … 各適量
A ヨーグルト(無脂肪・無糖)
　　… 50g
　カレー粉 … 小さじ1強
　ケチャップ … 大さじ1弱
　めんつゆ(2倍濃縮) … 小さじ1
キャベツ … 1/4玉(200g)
サラダ油 … 小さじ1
白ワインビネガー … 小さじ2

1　豚肉は1cm幅に切り、塩・こしょうで下味をつける。ボウルに **A** を混ぜ合わせ、豚肉を15分ほど漬け込む。

2　キャベツは豚肉の大きさに合わせてざく切りにして耐熱容器に入れ、塩・こしょうをふってラップをかけ、電子レンジで3〜4分加熱する。

3　フライパンにサラダ油をひいて中火にかけ、豚肉を焼く。火が通ったら豚肉を取り出す。フライパンに **1** の漬け汁と白ワインビネガーを入れ、ひと煮立ちさせ、豚肉を戻し入れて混ぜる。

4　器にキャベツを盛り、豚肉をのせる。

MEMO　朝のサンドイッチはおすすめメニュー。
卵やハム、ツナ、野菜などをたっぷりはさんでバランスよく。

171kcal / 6.5g

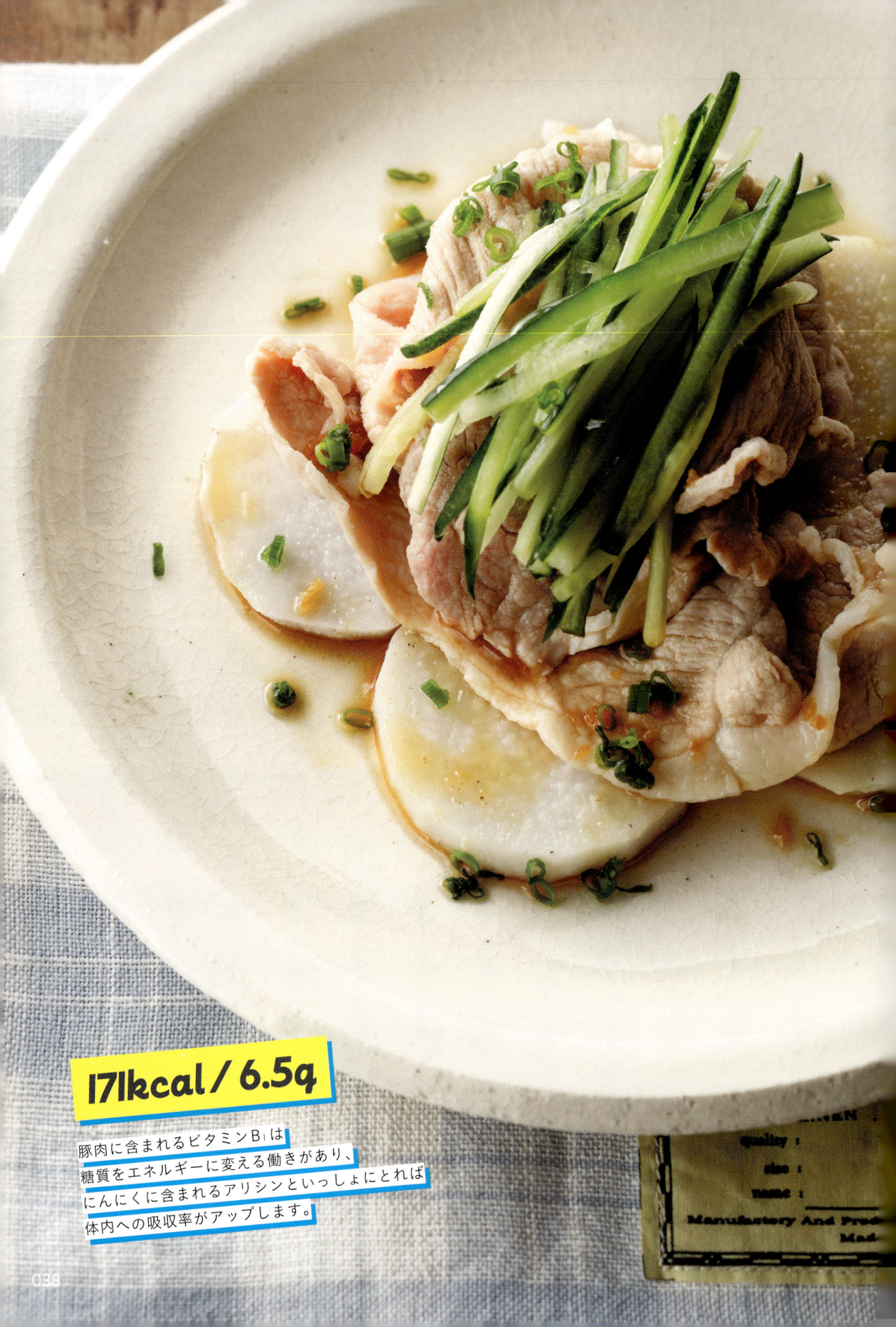

豚肉に含まれるビタミンB₁は
糖質をエネルギーに変える働きがあり、
にんにくに含まれるアリシンといっしょにとれば
体内への吸収率がアップします。

ゆで豚と里いものガーリックソース

豚肉はゆでて脂分を抜いてあるから安心。
里いもといっしょに豪快に召し上がれ！

材料と作り方　2人分

里いも … 中2個(90g)
塩・こしょう … 各適量
A 水 … 500mℓ
　　酒 … 大さじ1と2/3
　　塩 … 小さじ1
　　しょうがの薄切り … 3枚
　　にんにく … 1片
　　長ねぎの青い部分 … 1/2本分
豚もも薄切り肉(しょうが焼き用)
　… 6枚(160g)
B にんにくのみじん切り
　　　… 1片分
　　しょうゆ … 大さじ1
　　酒 … 小さじ1
　　ごま油 … 小さじ1/2
きゅうり … 1/2本(50g)
万能ねぎの小口切り … 適量

1. 里いもは皮をむいて5mm厚さに切り、塩・こしょうをふって耐熱皿に並べる。軽く水をふってラップをかけ、電子レンジで3～4分加熱する。
2. 鍋に **A** を入れて中火にかける。ひと煮立ちしたら豚肉を加えて火を通し(表面に脂が浮かんできたらお玉ですくい取る)、ざるに上げて冷ます(ゆで汁はとっておく)。
3. ボウルに **B** を入れて混ぜ、**2** のゆで汁大さじ2を加えてよく混ぜる。
4. 器に **1** と **2**、せん切りにしたきゅうりを盛り、**3** をかけて万能ねぎを散らす。

TODA'S ADVICE 02

子供のころ太っていたら、やせるのは無理？

脂肪細胞の大きさを小さくすればやせられる

脂肪はたくさんの細胞からできていて、その数は3歳までに決まるといわれています。だからといって小さいころに太っていたから、大きくなってもやせられない、とあきらめることはありません。確かに脂肪細胞の数は減らないけれど、その細胞は風船のように膨らんだり縮んだりするので、縮んだ状態にすればいいのです。だからダイエットは有効。カロリーや糖質の量に気をつけた食事と運動を続ければスリムな体型になり、さらにそれを維持するように日々努力をすれば、脂肪細胞は小さくなっていきます。

MEMO 　シリアルだけの朝食は栄養が偏るので、牛乳や果物を添えて。

195kcal / 8.0g

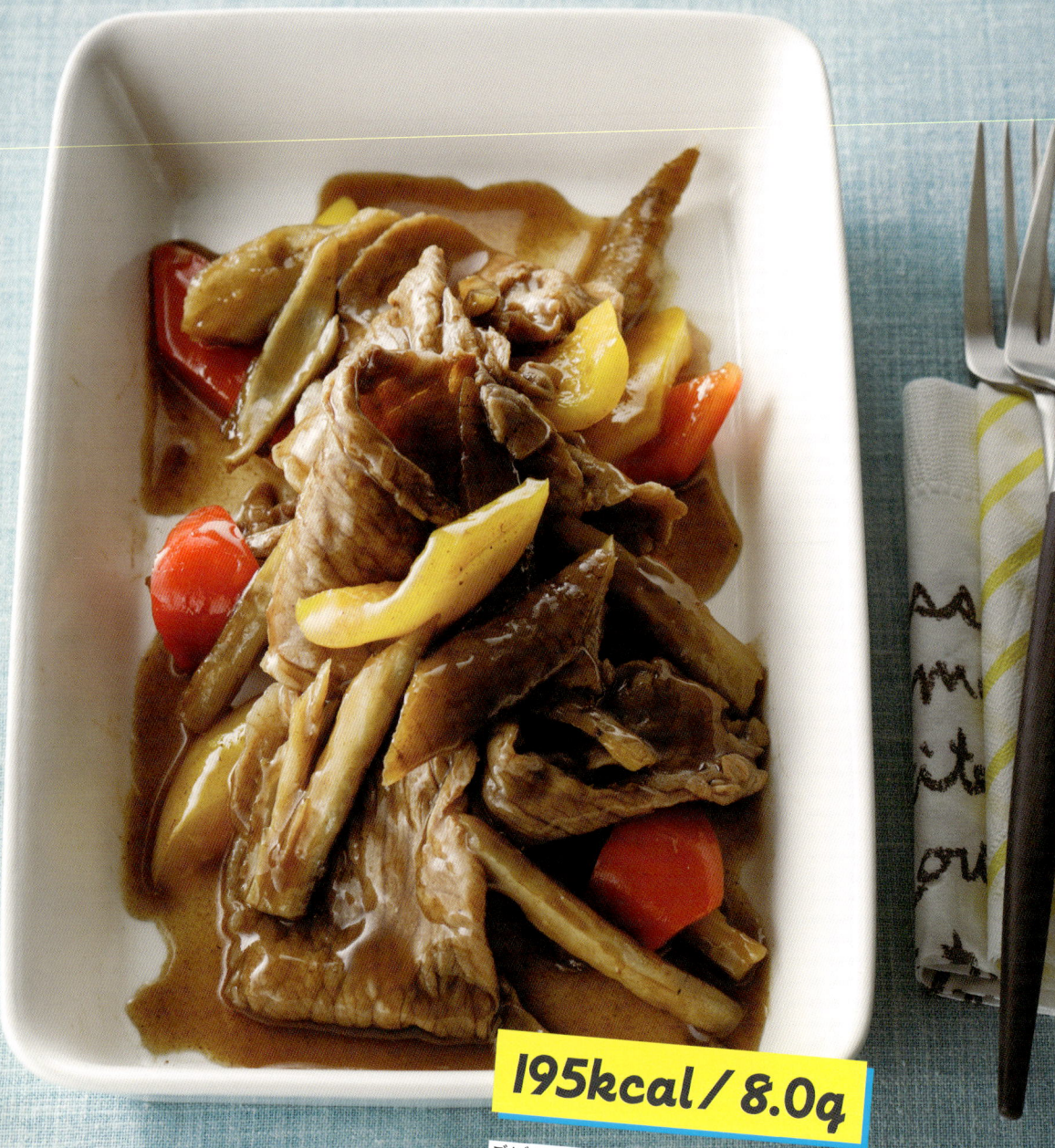

ごぼうは食物繊維が豊富な野菜の代表格。
食物繊維は消化吸収されないで消化器官を通過するため、
胃や腸内の環境をととのえてくれます。

ごぼうと豚肉のバルサミコ照り焼き

肉の漬け汁をたれに使うので調味料のムダはなし。
ごぼうはたたくと味がしみ込みやすくなります。

材料と作り方　2人分

豚もも薄切り肉(しょうが焼き用)
　… 6枚(160g)
塩・こしょう … 各適量
A　顆粒だし … 小さじ1
　　みりん … 大さじ½
　　バルサミコ酢 … 大さじ1
　　しょうゆ … 小さじ1
　　ラカントS … 小さじ1
ごぼう … ⅓本(50g)
オリーブオイル … 小さじ1
パプリカ(赤・黄) … 各⅛個(各20g)
水溶き片栗粉 … 200ml

＊片栗粉小さじ1を水200mlで溶いたもの。

1. 豚肉は塩・こしょうをし、合わせた A に漬けて下味をつける。
2. ごぼうはめん棒でたたいてから食べやすい大きさに切り、水につけてアク抜きしてからざるに上げて水気をきる。
3. フライパンにオリーブオイルをひいて中火にかけ、1 の豚肉を炒める。2 のごぼうを加えてさらに炒め、一口大に切ったパプリカも加えて炒める。
4. 全体に火が通ったら 1 の漬け汁と水溶き片栗粉を加え、全体的にからめる。

TODA'S ADVICE 03

ダイエットに効果的な運動は？

脂肪を燃焼させる有酸素運動がおすすめ

やせ効果を高めるためには、軽い運動を毎日続けることが大切です。そのためには、自分ができそうな運動、好きな運動を選ぶこと。ウォーキングやジョギング、水泳、ヨガなどの有酸素運動がベストです。ただし、有酸素運動で最初に使われるのはブドウ糖。脂肪の燃焼が始まるのは運動を始めてから20分後なので、少なくとも20分以上、できれば1時間くらい行えると効果的です。時間帯は朝食前が一番ですが、それが無理なら夕食前に。食後よりは食前のほうが脂肪が燃焼しやすいからです。もし食後に行う場合は、直後は血液中にブドウ糖がどんどん補給されて脂肪の燃焼がはじまらないため、2時間以上たってから行うようにしましょう。

> **MEMO** 市販の野菜ジュースは栄養を補うのに便利ですが、糖質が多めなので飲み過ぎに注意を。

186kcal / 7.5g

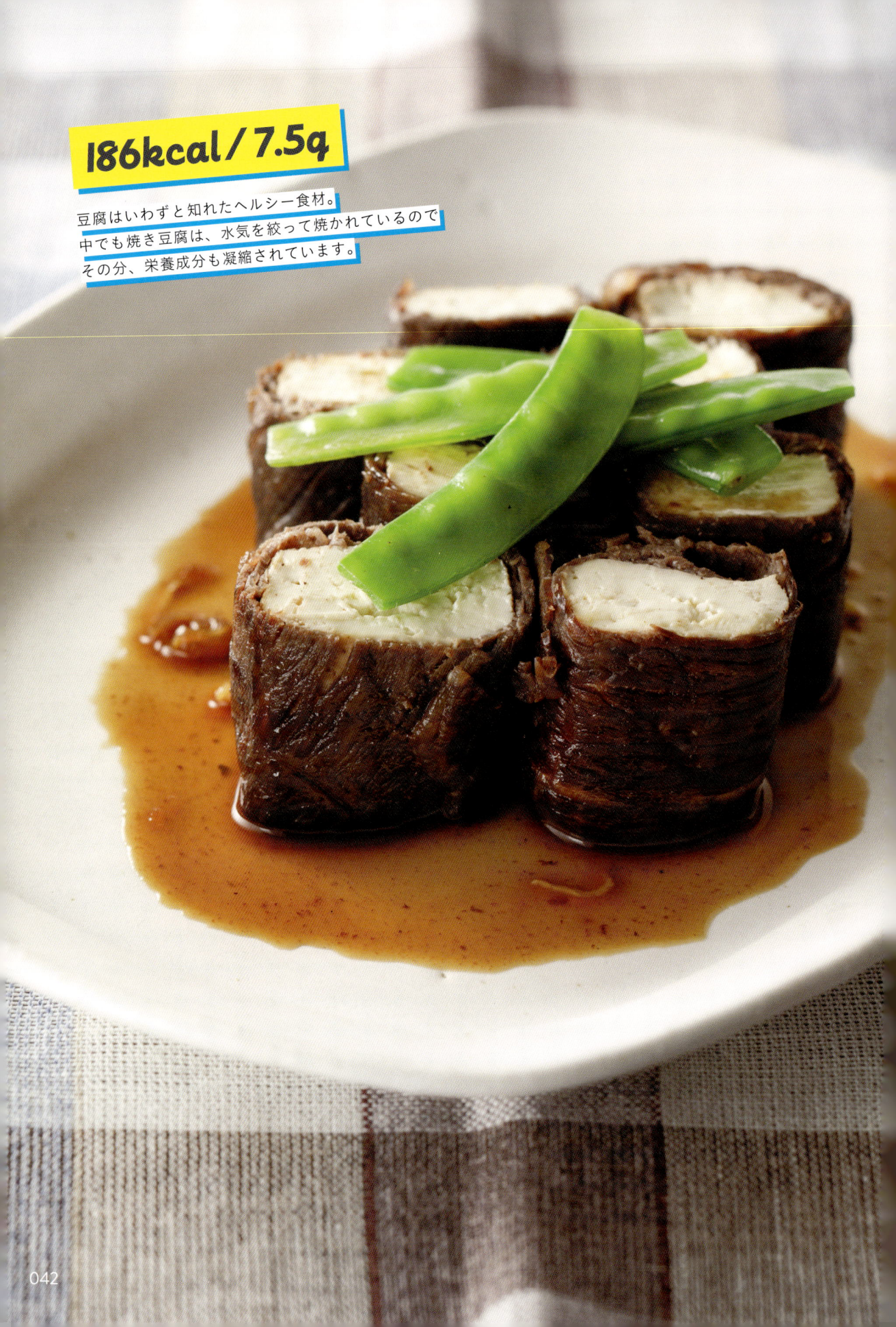

豆腐はいわずと知れたヘルシー食材。
中でも焼き豆腐は、水気を絞って焼かれているので
その分、栄養成分も凝縮されています。

肉巻き焼き豆腐

筋肉づくりに欠かせないタンパク質、代謝を促進するビタミンB群、
便秘予防に役立つ大豆オリゴ糖などがバランスよく摂取できる一品です。

材料と作り方　2人分

焼き豆腐 … 1/2丁
牛もも薄切り肉 … 4枚（100g）
塩・こしょう … 各適量
片栗粉 … 適量
サラダ油 … 小さじ1
酒 … 大さじ1
酢 … 大さじ1
しょうゆ … 小さじ2
みりん … 大さじ1
しょうがのせん切り … 5g
絹さや … 4枚

1. 焼き豆腐を耐熱皿にのせ、塩適量をふってラップをし、電子レンジで2分加熱する。ペーパータオルで包んで重しをのせ、少しおいてから水気をきって4等分に切る。
2. 牛肉に塩・こしょうをして、豆腐に巻きつける。巻き終わりに片栗粉をつけてとめる。これを4個作る。
3. フライパンにサラダ油をしいて中火にかけ、2の合わせ目を下にして焼く。全体に焼き色がついたら、酒と酢を加えてアルコール分と酸味を飛ばし、しょうゆとみりん、しょうがを入れて煮からめる。
4. 半分に切って器に盛り、さっと塩ゆでした絹さやを添える。

TODA'S ADVICE 04

カロリーや糖質量を計算するのが面倒な人は？

メニュー数で食事をコントロールする

本書で提案しているように、主食、主菜、副菜、汁ものと分けてカロリーと糖質の量を計算しながらダイエットすれば確実に体重は減ってきますが、それも面倒という場合は、メニュー数＝皿数で食事のプログラムを組んでみてください。たったこれだけ意識するだけでもカロリーと糖質の量はぐんと抑えられます。

- ●朝食＝4メニュー（皿）　サラダ・野菜のメニュー＋汁もの＋卵や納豆などのおかず＋ご飯1杯
ポイント：ご飯などの炭水化物をしっかり食べる。
- ●昼食＝4メニュー（皿）　サラダ・野菜のメニュー＋汁もの＋肉などのおかず＋ご飯1杯
ポイント：ご飯の量は朝食より減らすこと。
- ●夕食＝3メニュー（皿）　サラダ・野菜のメニュー2品＋汁もの＋魚のおかず
ポイント：ご飯はなし。寝ている間の脂肪の燃焼に備える。

> **MEMO** ファストフードは昼より朝がおすすめ。
> チキンナゲットでタンパク質を、サラダで食物繊維をプラスして。

152kcal / 3.0g

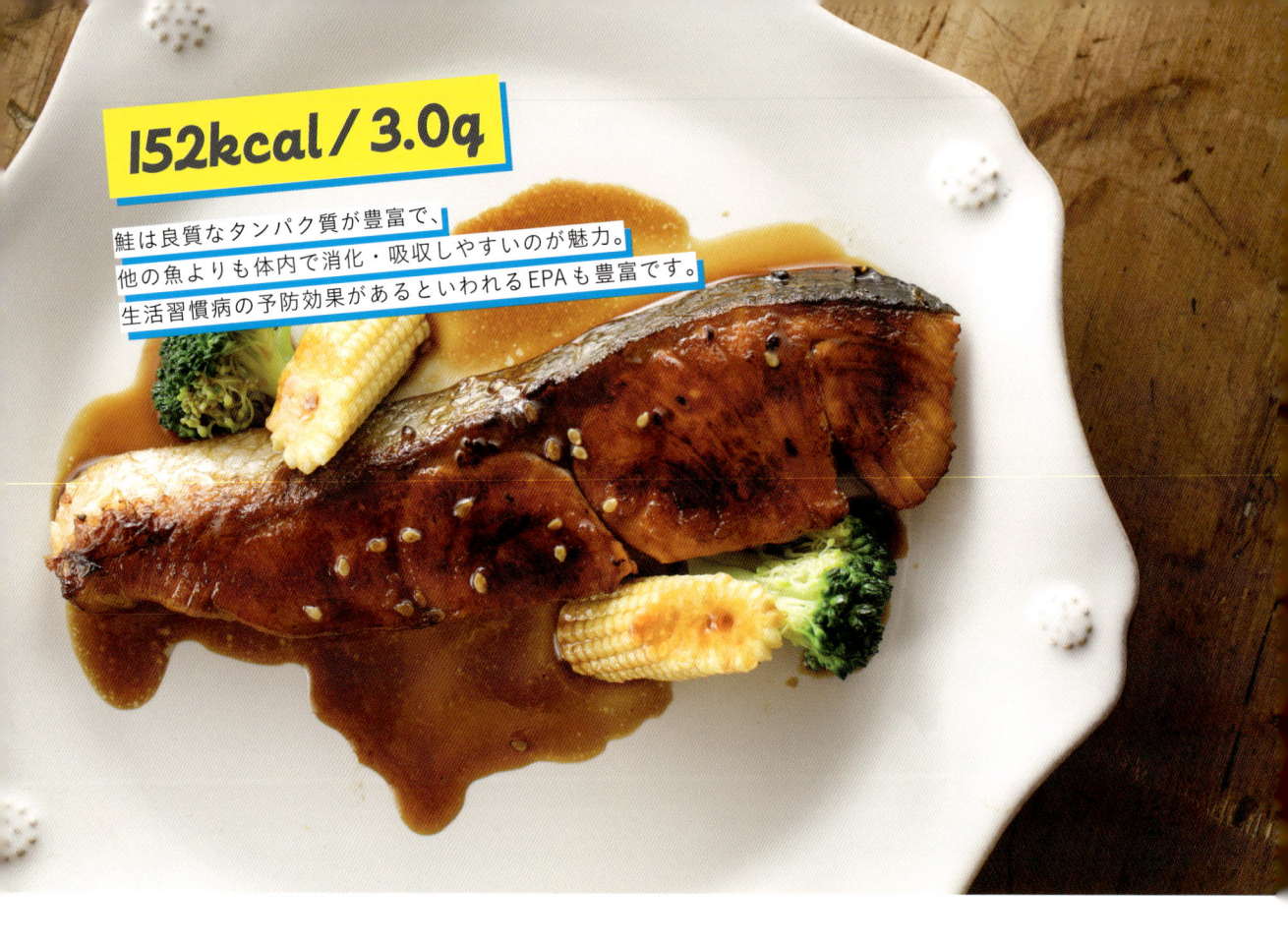

鮭は良質なタンパク質が豊富で、他の魚よりも体内で消化・吸収しやすいのが魅力。生活習慣病の予防効果があるといわれるEPAも豊富です。

鮭と野菜のオイスター炒め

主食のご飯といっしょに食べたい魚料理です。
たれのオイスターソースが味のアクセント。

材料と作り方　2人分

A
- しょうゆ … 大さじ1と2/3
- 酢 … 大さじ1と2/3
- オイスターソース … 大さじ1
- 酒 … 小さじ2
- ラー油 … 小さじ1/2
- いり白ごま … 適量

- 生鮭(切り身) … 2切れ(140g)
- ブロッコリー … 小房4つ(20g)
- ヤングコーン … 2本
- 塩 … 少々
- サラダ油 … 小さじ1

1. 鍋に **A** を入れて混ぜ合わせ、中火にかける。ひと煮立ちしたら火を止めて冷まし、鮭を30分ほど漬け込む。
2. ブロッコリーとヤングコーンは食べやすい大きさに切って耐熱皿に並べ、塩をふる。ラップをかけて電子レンジで2～3分加熱する。
3. 鮭を漬け汁から取り出し、ペーパータオルで水気をふき取る。
4. 熱したフライパンにサラダ油をひき、鮭の両面を焼く。**2** と **1** の漬け汁大さじ2を加えてからめる。

MEMO 魚料理を食べるなら、たらやかじきなどの白身魚、まぐろの赤身などがヘルシーでおすすめ。

186kcal / 8.0g

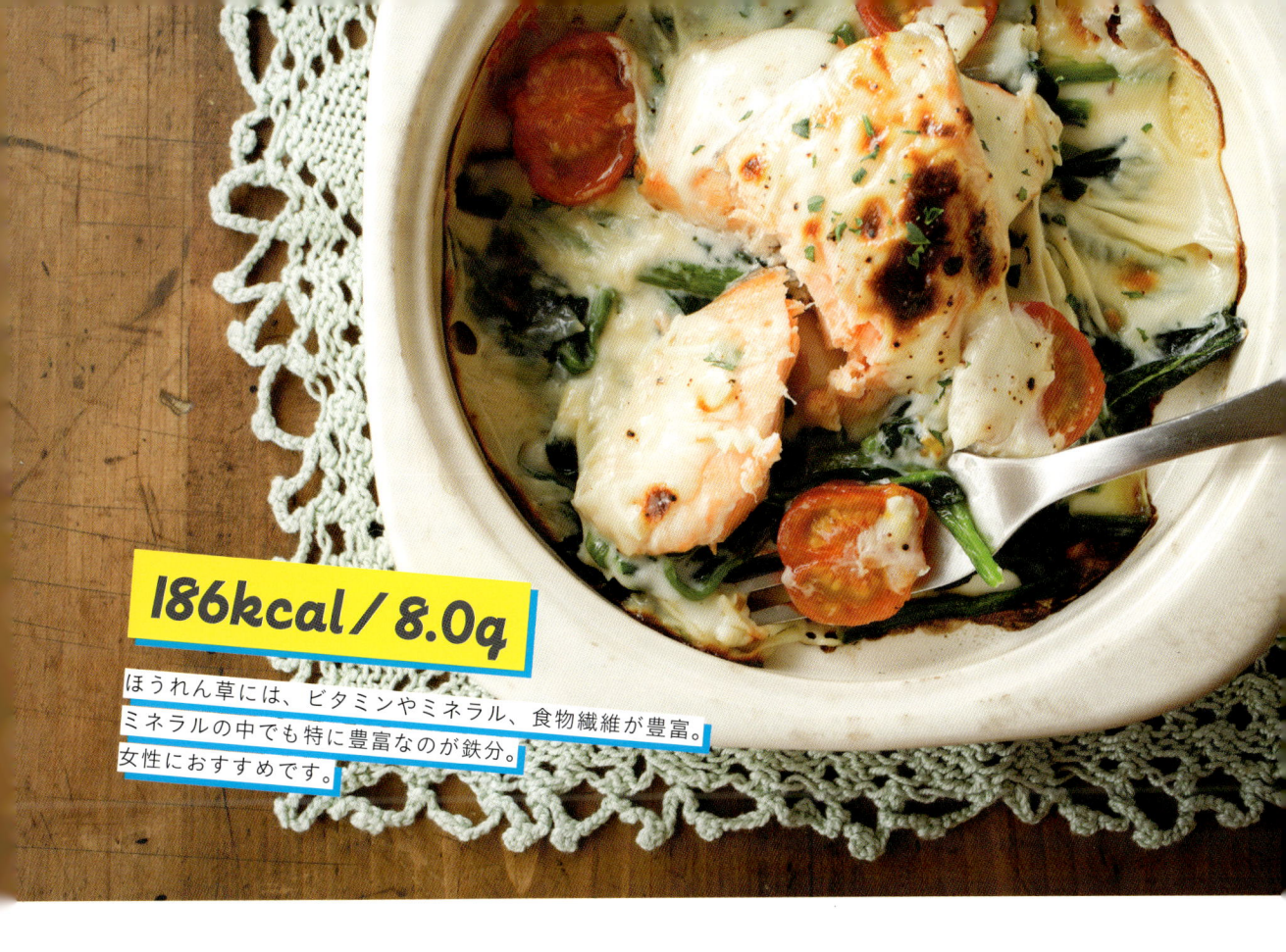

ほうれん草には、ビタミンやミネラル、食物繊維が豊富。ミネラルの中でも特に豊富なのが鉄分。女性におすすめです。

鮭とほうれん草のグラタン

生クリーム抜きのホワイトソースだからヘルシー。
トマトの酸味でさっぱりいただけます。

材料と作り方　2人分

生鮭(切り身) … 2切れ(140g)
塩・こしょう … 各適量
ほうれん草 … 6株(100g)
ミニトマト … 4個
バター … 4g
A｜牛乳 … 125㎖
　｜片栗粉 … 大さじ½
　｜顆粒コンソメ … 小さじ2
イタリアンパセリのみじん切り
　　… 適量

1. 鮭は塩・こしょうをして15分ほど置く。ほうれん草は洗って4cm長さに切る。ミニトマトは縦半分に切る。
2. フライパンを中火にかけてバターを溶かし、ほうれん草をさっと炒めて塩・こしょうで味をととのえる。
3. 鍋に合わせた **A** を入れて弱火にかけ、泡立て器でかき混ぜながら温める。とろみがついて表面がふつふつと沸いてきたら火を止める。
4. グラタン皿にバター(分量外)を薄く塗り、ほうれん草を敷く。鮭とミニトマトをのせ、**3** のソースをかけて200℃のオーブンで約10分焼き、イタリアンパセリをふる。

MEMO 濃い味のお惣菜はNG。塩分や糖質のとり過ぎは余分な水分を体内にとどめ、むくみの原因に。代謝機能も低下してやせにくくなる。

150kcal / 3.5g

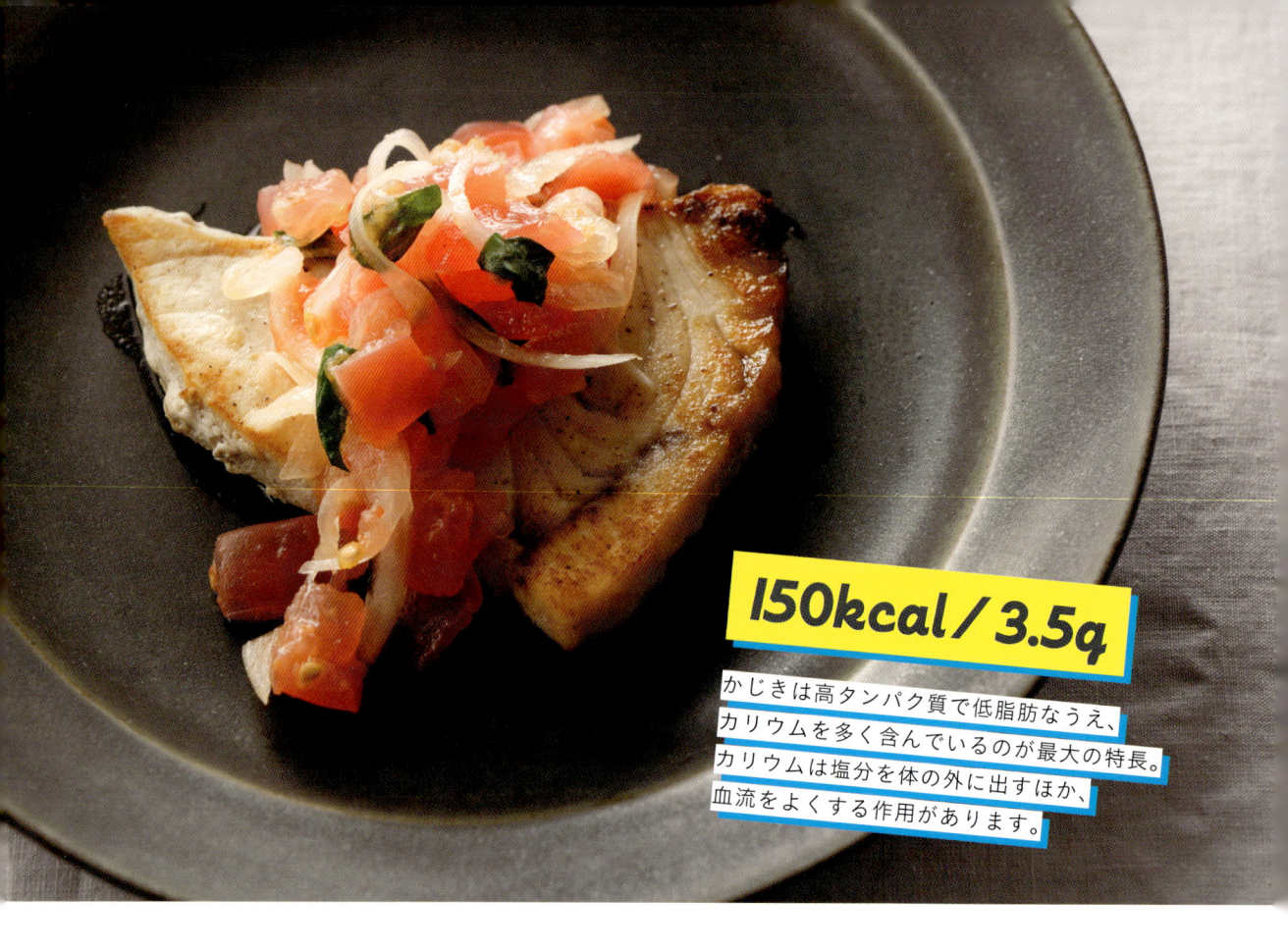

かじきは高タンパク質で低脂肪なうえ、カリウムを多く含んでいるのが最大の特長。カリウムは塩分を体の外に出すほか、血流をよくする作用があります。

かじきのトマトサルサかけ

さっぱりサルサソースはバジルの風味。
魚のパサパサ感がなく、とってもジューシーにいただけます。

材料と作り方　2人分

- かじき（切り身）… 2切れ（160g）
- 塩・こしょう … 各適量
- A
  - トマト … 1個（100g）
  - 玉ねぎ … 1/6個（30g）
  - バジルの葉 … 2枚
  - 米酢 … 大さじ1
  - オリーブオイル … 小さじ1

1. かじきは塩・こしょうをして10分ほど置く。Aのトマトは1cmの角切りにして塩をふり、ざるに入れて水気をきる。玉ねぎは薄切りにして水にさらし、ざるに上げて水気をきる。バジルは細かくちぎる。
2. ボウルに A の材料を入れて混ぜ合わせる。
3. フライパンを中火にかけ、かじきを入れて両面を焼く。
4. 器にかじきを盛り、2 のソースをかける。

MEMO　ファミレスでメニューを選ぶときは、主菜が煮魚や焼き魚、豆腐ステーキなどの和食メニューを。サラダバーがあればぜひ加えて。

175kcal / 3.0g

いかやたこ、貝類に多く含まれるタウリンには、生活習慣病全般の予防に効果があります。カロリーも低いのでダイエット中でも安心して食べられますよ。

いかとたこの南仏風ソテー

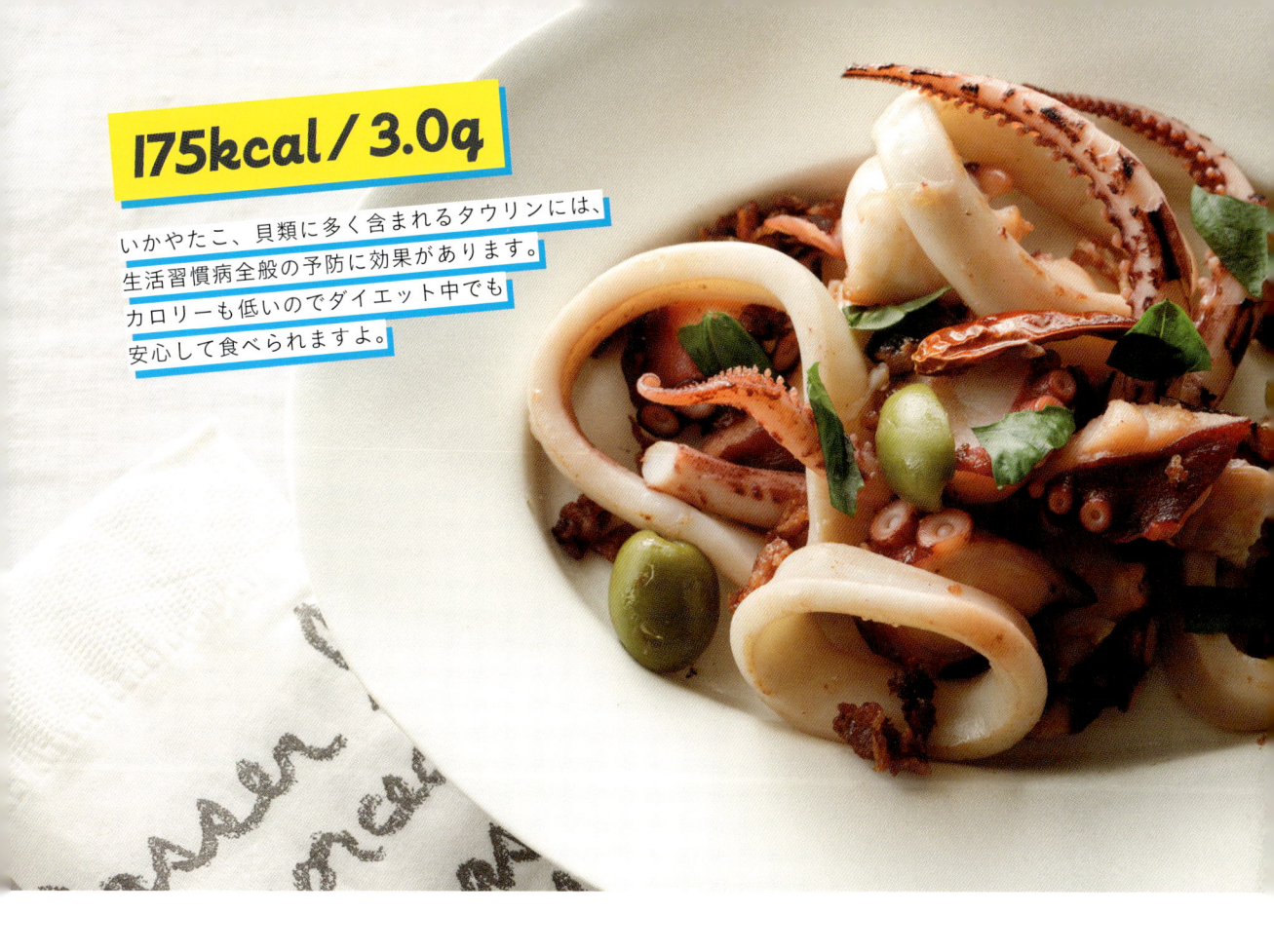

タウリン効果で疲労のもとになる乳酸の蓄積を抑えます。
疲れたときにおすすめの主菜です。

材料と作り方　2人分

- するめいか … 1/2杯（120g）
- ゆでだこ … 120g
- 塩・こしょう … 各適量
- グリーンオリーブ（瓶詰または缶詰）… 4個
- オリーブオイル … 小さじ2
- にんにくのみじん切り … 1/2片分
- 鷹の爪 … 1/2本
- 生パン粉 … 10g
- バジルの葉 … 適量

1. いかは1cm幅に、たこは一口大に切って塩・こしょうをする。グリーンオリーブは縦半分に切る。
2. フライパンにオリーブオイルをひき、にんにくと鷹の爪を入れて弱火にかける。香りが立ったら、1と生パン粉を加えて炒める。
3. 皿に盛り、手でちぎったバジルを散らす。

MEMO 外食で油っこいメニューを選ぶときは、黒ウーロン茶をいっしょに。食後の中性脂肪の上昇を抑える働きがある。

173kcal / 6.5g

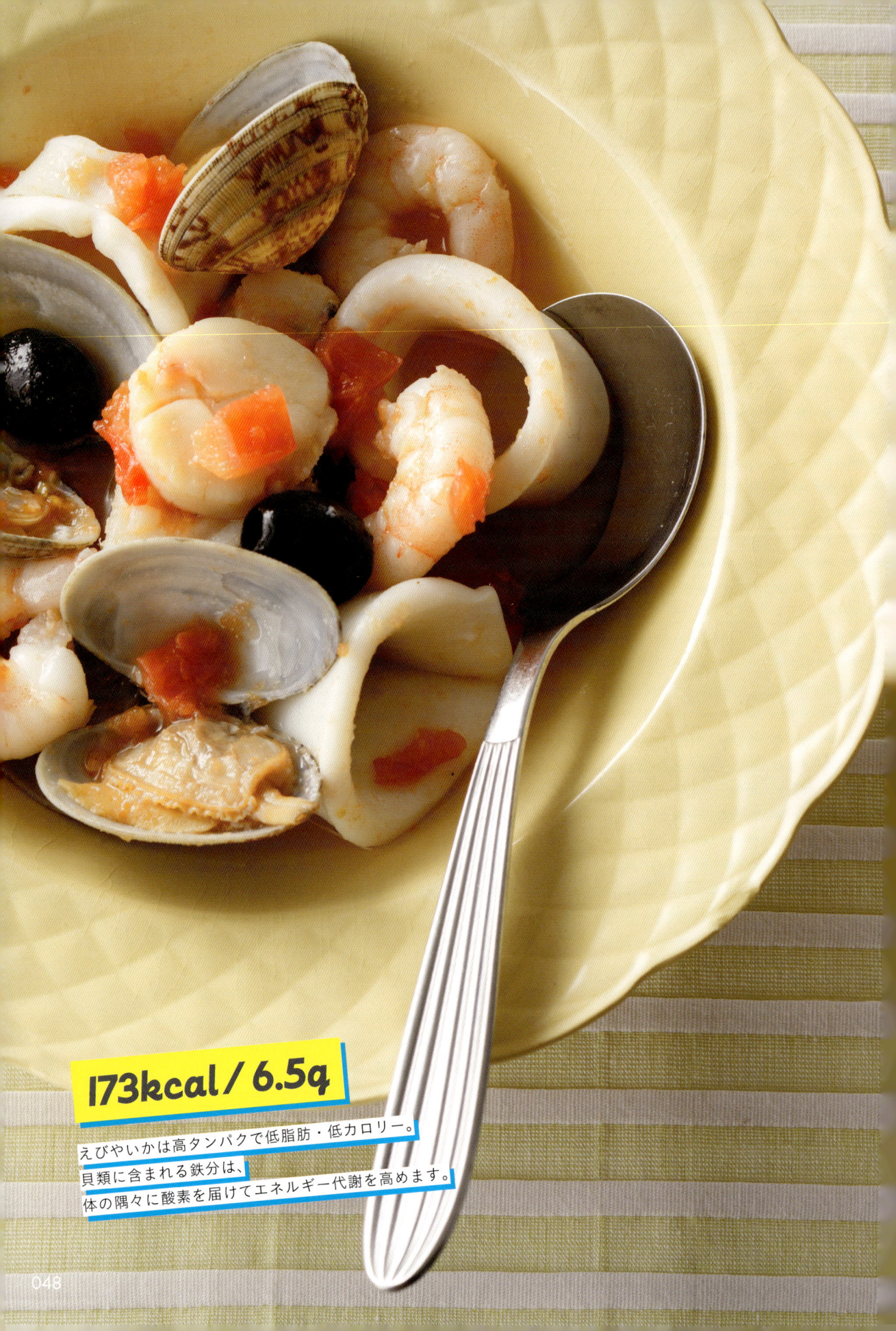

えびやいかは高タンパクで低脂肪・低カロリー。
貝類に含まれる鉄分は、
体の隅々に酸素を届けてエネルギー代謝を高めます。

魚介のワイン蒸し

魚介の旨みが溶け出してたまらないおいしさ。
さっぱり味なのに食べごたえのある蒸しものです。

材料と作り方　2人分

- あさり … 10個
- いか(胴) … 100g
- ほたて貝柱 … 2個
- むきえび … 50g
- たら(切り身) … 1切れ(100g)
- トマト … 小2個(180g)
- 白ワイン … 50㎖
- 水 … 250㎖
- 黒オリーブ(缶詰または瓶詰) … 4個
- 顆粒鶏がらスープ … 小さじ1
- 顆粒コンソメ … 小さじ1
- 塩・こしょう … 各適量

1. あさりは砂抜きして殻をよく洗う。いかは輪切りに、貝柱は半分厚さに切る。むきえびは洗ってペーパータオルで水気をふき取る。たらは塩少々をふって10分ほど置き、ペーパータオルで水気をふき取る。トマトは2cm角に切る。
2. 鍋に魚介類を入れ、白ワインを注いでふたをしないで中火にかける。アルコール分が飛んだら水を加えて蓋をし、弱火にする。
3. あさりの口が開いたらトマト、オリーブ、顆粒鶏がらスープ、顆粒コンソメ、水を加えて沸騰させないように温め、塩・こしょうで味をととのえる。

TODA'S ADVICE 05

女性にはやせやすい時期がある！

生理後の2週間が狙い目です。

女性にはやせやすい時期とやせにくい時期があります。それは女性ホルモンが体重の増減に大きく影響するから。新陳代謝が活発になって代謝がよくなるのは、生理が終わってからの約2週間です。この時期にきっちりダイエットを行えば、効率よくやせることができます。反対に生理前の約7～10日から生理中は代謝が落ちてくるのでやせにくい時期。ダイエット効果が出にくいので、あせらないでリラックスしてダイエットに取り組みましょう。いずれにせよ、まずは自分の生理周期を知ること。そしてやせる時期がわかったら、チャンス到来と考えて気合いを入れてダイエットに励みましょう。

MEMO 外食では、かみごたえのあるごぼうや、食べるのに手間がかかる殻つきのえびやかにを注文すると、早食いを防げる。

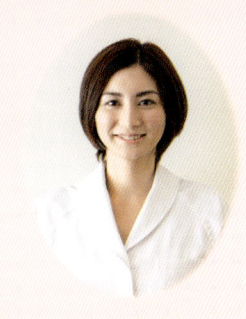

ダイエット専門クリニックの栄養士さんからの
ダイエットアドバイス

東京・渋谷にある「渋谷DSクリニック」。今話題のダイエット専門クリニックです。ナチュラルダイエットレストラン**NODO**とコラボしてメニュー提案なども行っています。そこで一人ひとりの生活環境に合わせた食事療法を提案している管理栄養士の榎田彩加さんに、間違ったダイエットをしないための注意点をお聞きしました。

バランスのよい食事を摂ること

食事は、個人の基礎代謝量に合わせて設定したカロリーで1日3食、一汁三菜の定食がおすすめです。主食と汁もの＋三菜は主菜1品＋副菜1～2品を目安に。例えば1日に1200kcalが必要な方は、1食当たり400kcalは摂るようにしましょう。イラストを参考にして、主食で炭水化物、主菜でタンパク質や脂質、副菜と果物で食物繊維やビタミン、ミネラルをバランスよく取り入れてください。また、バターやマヨネーズ、調理油などで脂質をとりすぎないように注意して。

メニューのポイントは3つ

① 1日3食（1日1～2食など、無理な欠食は脂肪蓄積を促進する）。
② 夜遅い夕食は、体を温めて消化のいいものを。脂肪になりにくいメニュー（炭水化物や脂質を抑え、タンパク源と野菜中心の食事）を選ぶ。おすすめはおでんや具だくさんの野菜スープなど。
③ 手足が冷えているときは、体の中（内臓）も冷えていることが多いので、みそ汁やスープをメニューに入れて、体の中から温めるようにする。長ねぎやしょうが、にんにくなど、体を温めてくれる食材をメニューに入れて代謝をアップする。

【主食】（炭水化物） 1食にご飯100～150g（1日2～3杯）
＊小麦製品より米がおすすめ

【主菜】（たんぱく質）
納豆1パックまたは豆腐½丁
肉または魚は手のひら1つ分
卵1個
＊種類がかたよらないように1食に1品入れる

【副菜】（ビタミン、ミネラル、食物繊維など）
野菜、海藻、きのこをスープやサラダ、煮ものなどで毎食1～2皿（1日に350g以上）

【乳製品】
ローファット牛乳200ml、ヨーグルト1～2個、チーズ1個/枚 いずれかを1日1回。低脂肪・無脂肪のものを適量

【果物】（ビタミン、ミネラル、食物繊維など）
＊果糖は中性脂肪に変わりやすいのでとり過ぎに注意し、夜は控える
オレンジなら1日に1個、りんごなら½個を目安に

【脂質】
＊調理法（揚げものや炒めもの）や調味料（バター、マヨネーズ、ドレッシング）などでとり過ぎに注意！
1日に大さじ1（約15g）

食事と並行して運動を心がける

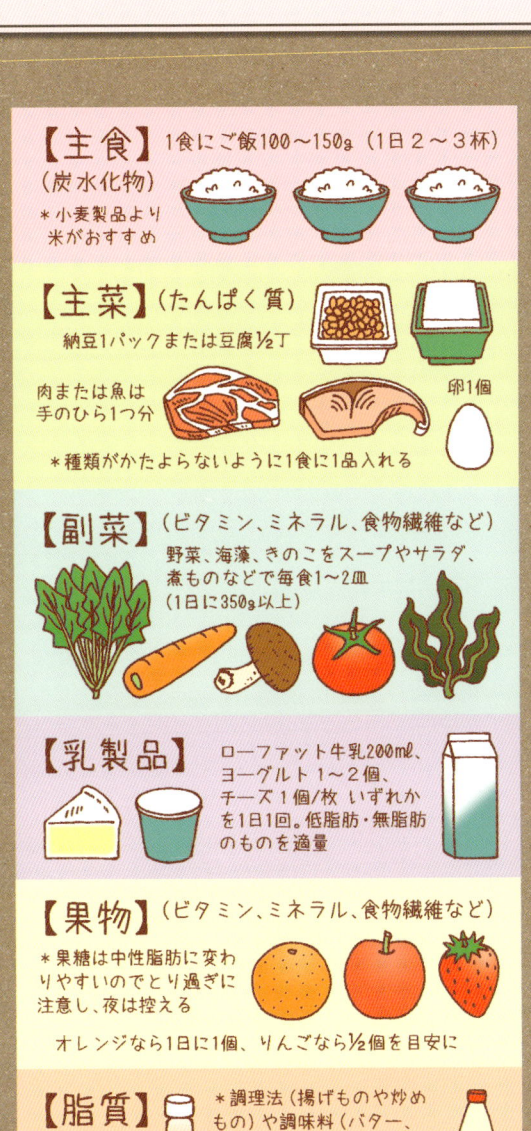

ダイエットでは食事に気を配ることはもちろんですが、意識して体を動かすことも大切です。運動といってもジムに通ったり、いきなりランニングを始めたりしなくても大丈夫。エレベーターやエスカレーターを使わないで階段を利用してみたり、ウォーキングをする程度から始めてはいかがでしょうか。バランスのいい食事と併せて行えば、やせやすい体質になって、体重も順調に減っていくでしょう。

副菜

副菜も主菜と同様に朝食、昼食、夕食のどの食事でも必ず1品は取り入れます。特に夕食では主食を食べられないので、副菜を2〜3品にするといいでしょう。野菜やきのこ、海藻など、ビタミンやミネラル、食物繊維を多く含むレシピが中心です。副菜の数を増やすときは、小さなおかずとして常備菜（P91〜）を合わせるのも手です。

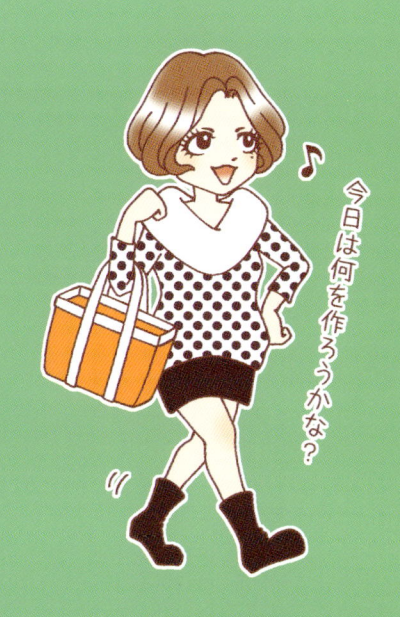

♪ 今日は何を作ろうかな？

85kcal / 6.5g

マヨネーズはカロリーオフや脂肪カットのものを使えば、さらにカロリーをカットできます。

107kcal / 4.0g

さやごと食べる豆類には、ビタミンB_1・B_2・Cなどがバランスよく含まれています。食物繊維も豊富なのでダイエットに欠かせない食材です。

シーザーサラダ

シャキシャキのレタスが主役のサラダ。
ドレッシングのアンチョビが味をグッと引き締めます。

材料と作り方　2人分

アンチョビ … 2枚
A ヨーグルト(無脂肪・無糖)
　　… 大さじ1と2/3
　マヨネーズ … 小さじ2
　パルメザンチーズ(粉末)
　　… 大さじ1
　塩 … 少々
　粗びき黒こしょう … 少々
食パン(サンドイッチ用) … 1枚
レタス … 1/2玉(200g)

1 ボウルにみじん切りにしたアンチョビとAを入れて、泡立て器でなめらかになるまで撹拌する。
2 食パンを5mm角に切り、アルミホイルにのせてオーブントースターでこんがり焼く。
3 レタスは手で食べやすい大きさにちぎって洗い、水気をしっかりきる。
4 1、2、3を混ぜ合わせて器に盛る。

まめ豆サラダ

3種の豆、それぞれ食感が楽しい！
カリカリベーコンが豆のおいしさの引き立て役です。

材料と作り方　2人分

さやいんげん、スナップえんどう、
　絹さや … 合わせて160g
オリーブオイル … 小さじ1
ベーコン … 1と1/2枚(30g)
レモン汁 … 小さじ2
塩 … 適量
粗びき黒こしょう … 少々

1 鍋に塩少々を入れた湯(分量外)を沸かし、いんげん、スナップえんどう、絹さやをゆでて氷水にとり、冷ます。水気をきってそれぞれ食べやすい大きさの斜め切りにし、塩を軽くふる。
2 フライパンにオリーブオイルをひいて弱火にかけ、細切りにしたベーコンを加えてカリカリに炒める。レモン汁を加え、塩と黒こしょうで味をととのえる。
3 器に1を盛り、2をかける。

MEMO コーヒーは食後にブラックで。
コーヒーに含まれるカフェインが体にため込んだ脂肪酸を分解するといわれている。

69kcal / 7.5g

もやしはゆでるときに塩を少々加えると、浸透圧が変わってアスパラギンやアスパラギン酸、γ-アミノ酪酸（GABA）などのアミノ酸が溶け出すのを防ぎます。

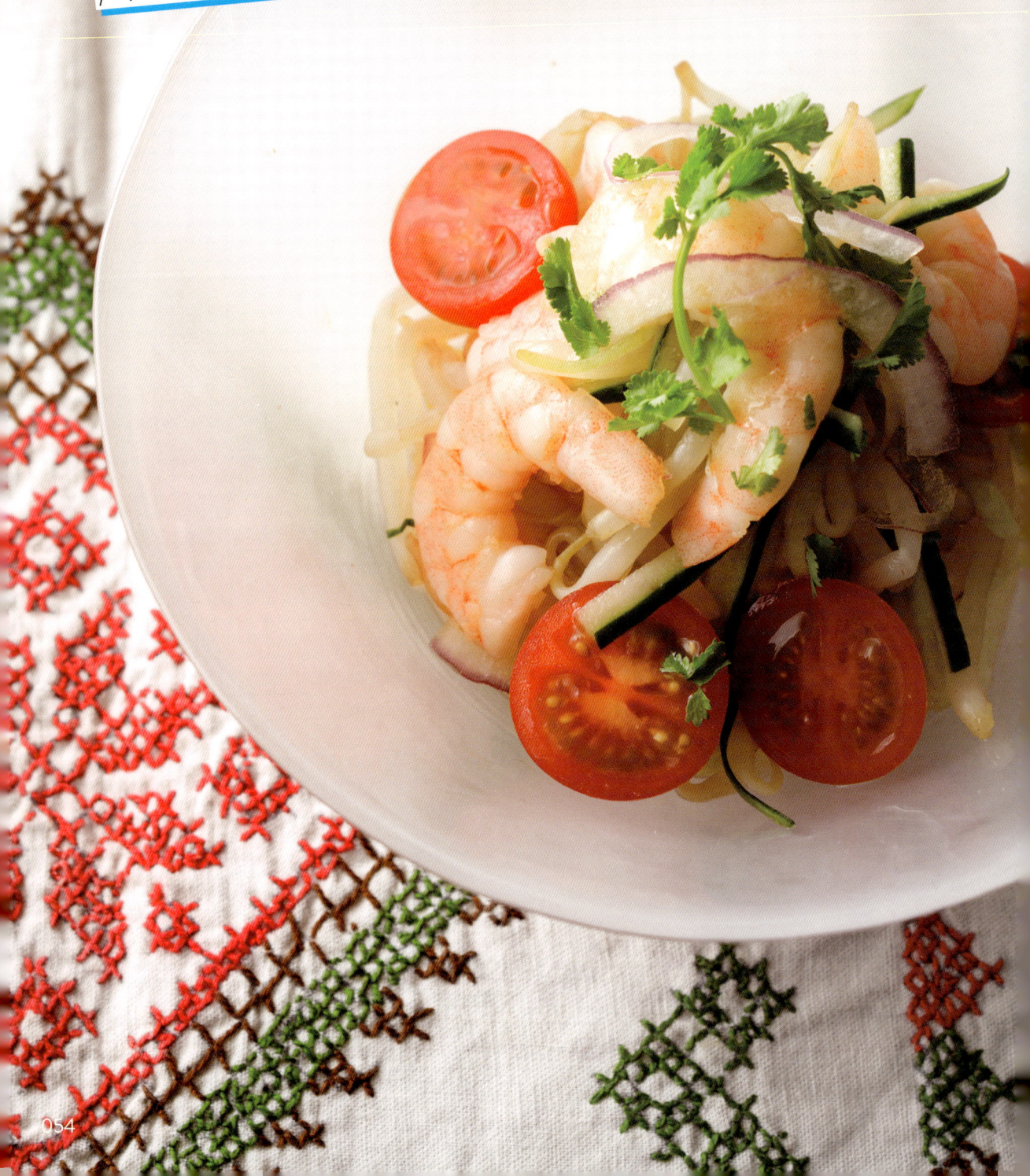

えびともやしのエスニックサラダ

いろいろな野菜のシャキシャキ感が味わえます。
彩りもきれいなので食卓が華やかになりますよ。

材料と作り方　2人分

もやし … 200g
塩 … 適量
むきえび … 50g
赤玉ねぎ … ¼個(50g)
ミニトマト … 4個
きゅうり … ½本(50g)
セロリ … ½本(50g)
レモンのしぼり汁 … 大さじ2
ラカントS … 小さじ1
A ┬ 一味唐辛子 … 少々
　├ オイスターソース
　│　　… 小さじ1と½
　└ にんにくのすりおろし … ¼片分
香菜 … 適宜

1. 鍋に塩少々を入れた湯(分量外)を沸かし、もやしを15秒ほどゆでてざるに上げ、粗熱を取ってから冷蔵庫で冷ます。同じ鍋でむきえびもゆで、同様にして冷ます。
2. 赤玉ねぎは薄切りにして水にさらし、ミニトマトは半分に切る。きゅうりはせん切り、セロリは斜め薄切りにして水にさらし、パリッとさせる。
3. 大きめのボウルにレモン汁とラカントSを入れて混ぜ、Aを加えてよく混ぜる。
4. 3に1と2を入れてよく混ぜ、塩で味をととのえて器に盛り、好みで香菜をのせる。

TODA'S ADVICE 06

リバウンドを繰り返すとやせにくくなる？

筋肉が落ちて基礎代謝量がダウンする

食事を抜いたり、大幅なカロリーダウンの食事にしてダイエットを行うと、必ずリバウンドします。これを何度も繰り返していると、脂肪だけでなく筋肉も減っていくため、基礎代謝量が低下してやせにくくなります。基礎代謝量は私たちが生きていくために24時間使われるエネルギーで、特に筋肉で多く消費されます。だからやせるためには筋肉がしっかりとついていることが大切です。ダイエットをして脂肪と筋肉が減り、リバウンドして脂肪だけが増える、そしてまたダイエットをして脂肪と筋肉が減り、またリバウンドして脂肪が増える。この負のサイクルが回り始めるとダイエットをしても逆効果です。正しい食事と有酸素運動、筋力トレーニングで筋肉量を減らすことなくダイエットを続けることが大切です。

> **MEMO** 最も太りやすい組み合わせは、炭水化物＋脂質。
> ダイエット中は夕食でこの組み合わせにするのはタブー。代表例はラーメン＋チャーハンなど。

131kcal / 7.0g

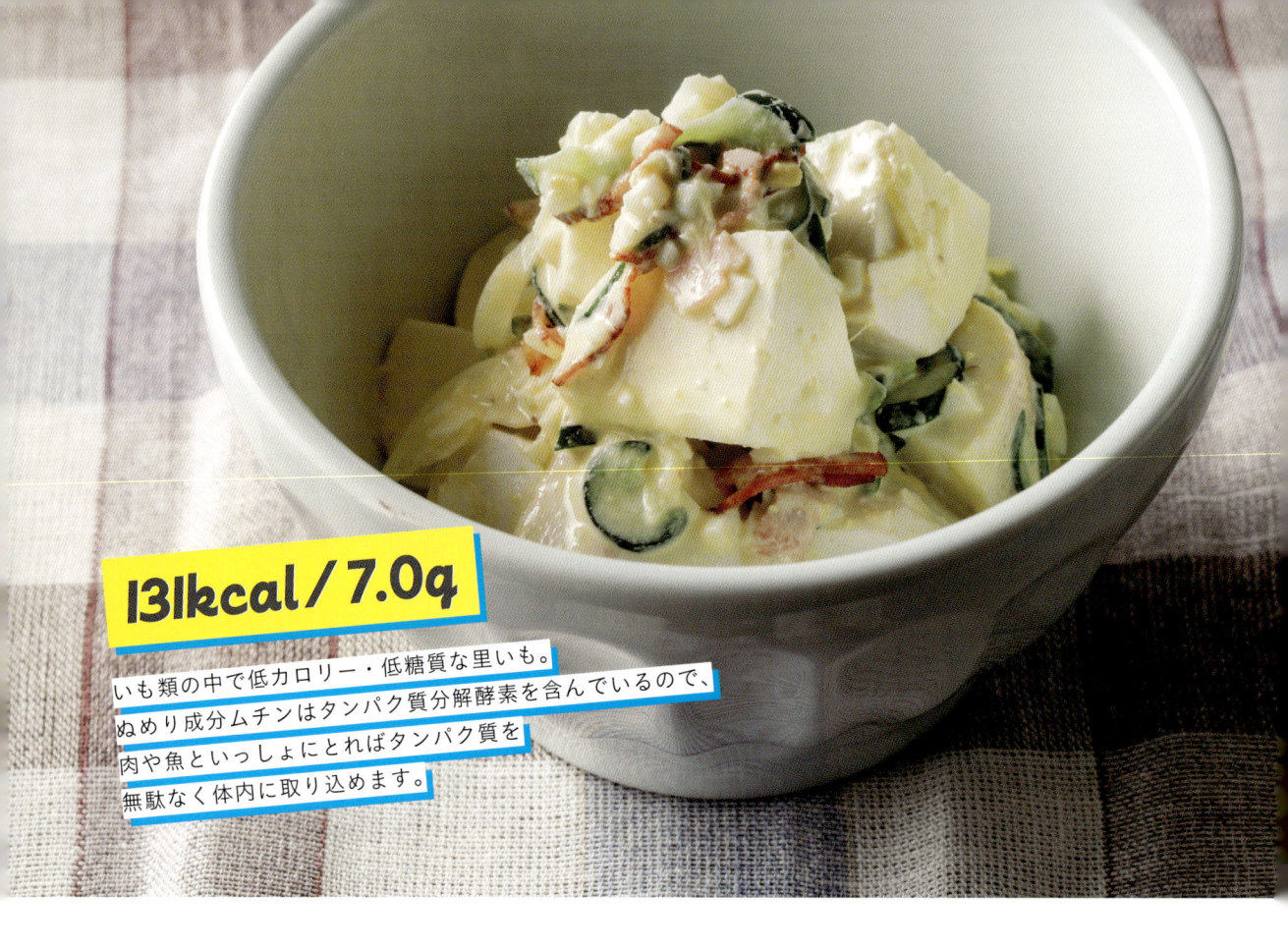

いも類の中で低カロリー・低糖質な里いも。
ぬめり成分ムチンはタンパク質分解酵素を含んでいるので、
肉や魚といっしょにとればタンパク質を
無駄なく体内に取り込めます。

里いもとベーコンのポテサラ

ごろごろの里いもが食べごたえ十分！
マヨネーズにヨーグルトを加えてカロリー抑えめに。

材料と作り方　2人分

ゆで卵 … 1個
里いも … 中2個（90g）
きゅうり … 1/2本（50g）
玉ねぎの薄切り … 15g
ベーコン … 1/2枚（10g）
マヨネーズ … 小さじ2
ヨーグルト（無脂肪・無糖）
　　… 大さじ2
塩・こしょう … 各適量

1 ゆで卵は殻をむき、粗みじん切りにする。鍋に塩少々と水（分量外）、泥を落として洗った里いもを入れて中火にかけ、竹串がスッと通るまでゆでる。熱いうちに皮をむき、食べやすい大きさに切って冷ます。

2 きゅうりは輪切りにし、塩少々をふって塩もみし、水気をしぼる。玉ねぎは薄切りにして水にさらす。ベーコンは細切りにしてアルミホイルにのせ、オーブントースターでカリカリに焼いてから、ペーパータオルで脂をしっかり取る。

3 大きめのボウルにマヨネーズとヨーグルトを入れて混ぜ、1 と 2 の材料をすべて入れて混ぜ合わせる。最後に塩・こしょうで味をととのえる。

MEMO 夕食に積極的に取り入れたい豆腐や納豆などの大豆製品。
血糖値の上昇を抑え、脂肪の代謝を促す成分が含まれている。

61kcal / 1.0g

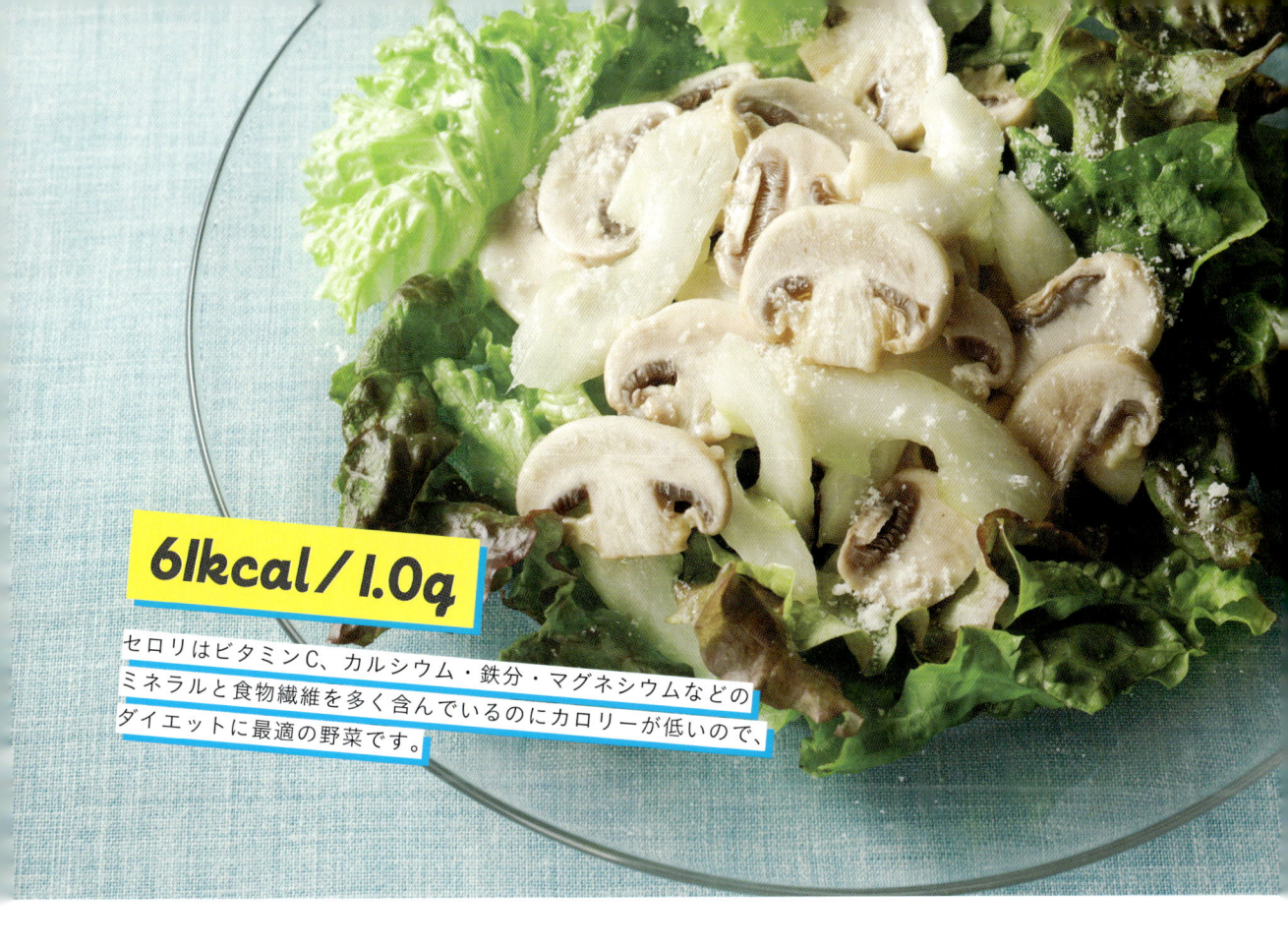

セロリはビタミンC、カルシウム・鉄分・マグネシウムなどのミネラルと食物繊維を多く含んでいるのにカロリーが低いので、ダイエットに最適の野菜です。

きのことセロリのさっぱりサラダ

個性的なマッシュルームとセロリの組み合わせが大正解！
さっぱりしているのに飽きのこないサラダです。

材料と作り方　2人分

- マッシュルーム(生) … 5個(50g)
- セロリ … 1/2本(50g)
- サニーレタス … 6枚
- レモン汁 … 小さじ1
- オリーブオイル … 小さじ2
- 塩・こしょう … 各適量
- パルメザンチーズ(粉末) … 大さじ1

1 マッシュルームとセロリは薄切りにする。サニーレタスは食べやすい大きさに手でちぎってから洗い、ざるに上げて水気をしっかりきる。

2 ボウルにレモン汁とオリーブオイルを入れて混ぜ、マッシュルームとセロリを加えて塩・こしょうをし、よく和える。

3 器にサニーレタスを盛り、2をのせ、パルメザンチーズをかける。

MEMO から揚げなどの揚げものをするとき、脂分の多い鶏肉の皮や豚の脂身などは取り除くのが鉄則。脂分は極力控えて。

54kcal／9.5q

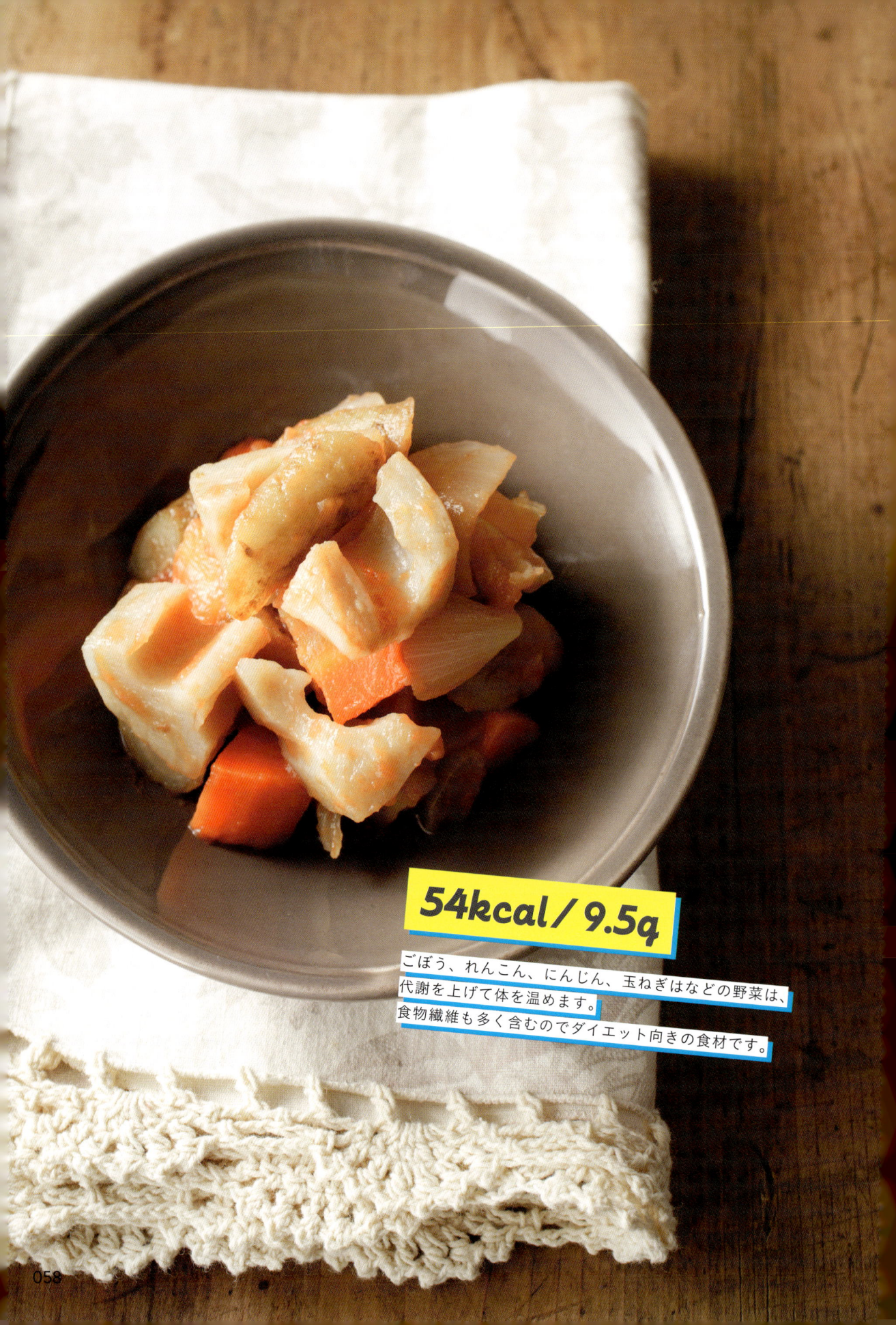

ごぼう、れんこん、にんじん、玉ねぎはなどの野菜は、
代謝を上げて体を温めます。
食物繊維も多く含むのでダイエット向きの食材です。

根菜のラタトゥイユ

体を芯から温める根菜煮込み。
ごぼうとれんこんは一度ゆでてから使うと火の通りがそろいます。

材料と作り方　2人分

ごぼう … 1/3本(50g)
れんこん … 1/4節(50g)
玉ねぎ … 1/4個(50g)
にんじん … 1/2本(40g)
トマトの水煮(ホール缶) … 50g
ローリエ … 1枚
塩・こしょう … 各適量

1. ごぼうはタワシで泥を落としてから皮をむき、約2cmの乱切りにする。れんこんは2cm厚さに切ってから半分(または1/4)に切る。ごぼうとれんこんは酢少々(分量外)を加えた水に入れてアク抜きする。鍋に水と塩少々、ごぼう、れんこんを入れ、水からゆでてざるに上げる。
2. 玉ねぎとにんじんは食べやすい大きさに切る。
3. 鍋に鍋底から1cmほど水(分量外)を入れ、塩少々と2の野菜を入れる。ふたをして弱〜中火で5分ほど蒸し煮にする。
4. 3に1とトマト、ローリエを加えて10〜20分煮込む。野菜がやわらかくなったら塩・こしょうで味をととのえる。

TODA'S ADVICE 07

ダイエットを確実に早く成功させるためには？

1日2回は必ず体重測定を！

タイミングは朝起きてトイレに行った後と就寝前の2回。朝は前日の食事が消化されて安定している状態なので、その日の基本体重として記録します。また就寝前の測定は時間が決まっていればベストですが、早くなったり遅くなったりしても就寝前という決まりだけを守ればOK。朝夕の体重差が大きいときは食べ過ぎの赤信号、少ないときは青信号と考えて、食べ方や食べる量に注意を払いましょう。最近の体重計は50g単位の微妙な変化を確認できたり、体脂肪や基礎代謝、体年齢、BMIまで測定できるので、ダイエットの効果を確認するだけでなく自分の体の変化を知ることもでき、体重測定を続けることは有効です。

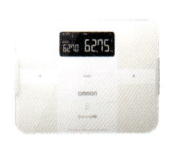

【おすすめ体重計】
オムロン体重体組成計
HBF-252F
「カラダスキャン」

> **MEMO** お酒を飲むときは、おつまみは血糖値を上げないものを選んで。サラダや野菜の煮もの、焼き鳥、刺し身などがおすすめ。

67kcal／2.0g

豆苗はえんどう豆のスプラウト。
カロテン、ビタミンC・Eといった抗酸化ビタミン、
代謝を促すビタミンBが含まれ、食物繊維の量もトップクラスです。

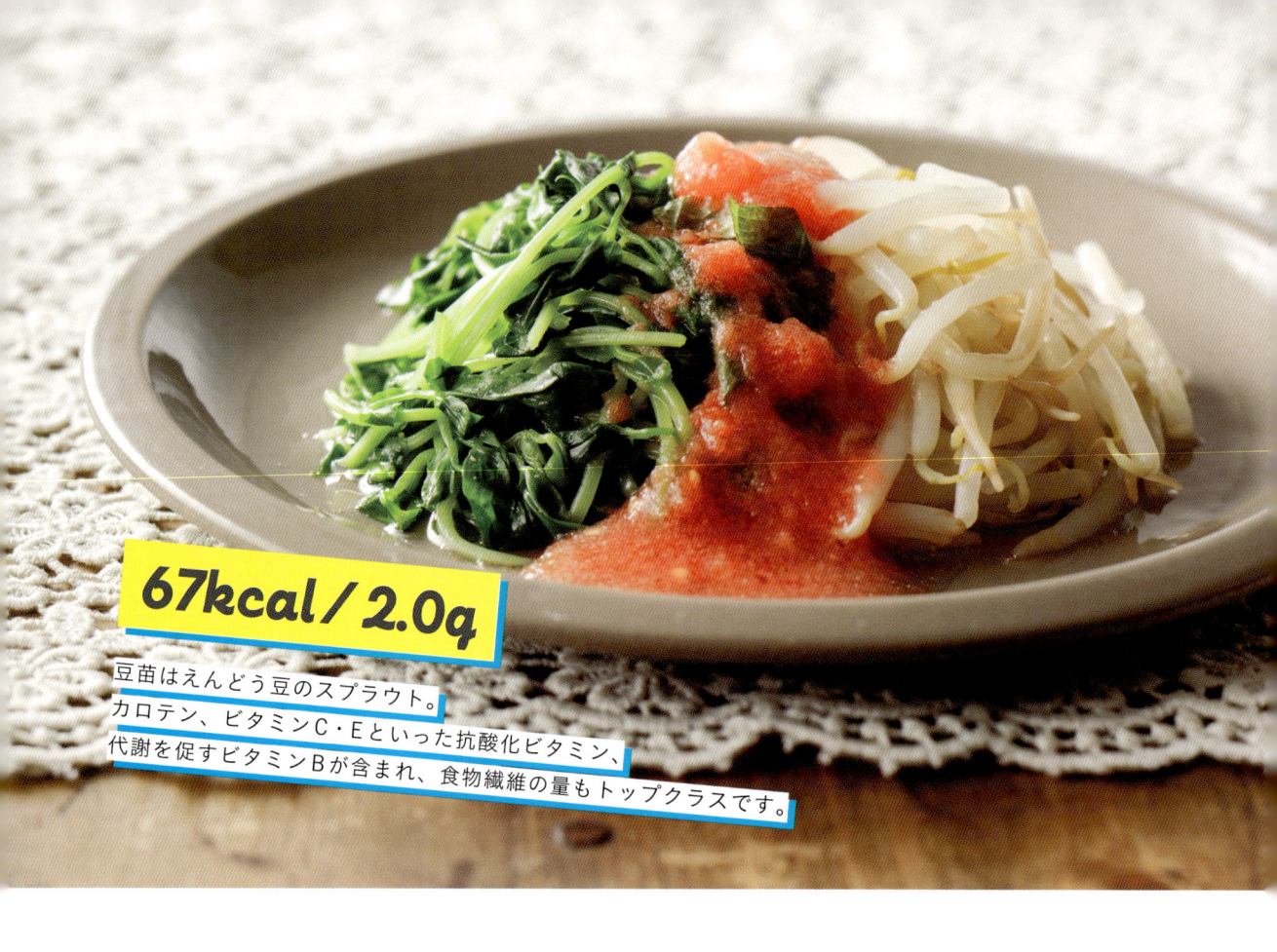

豆苗ともやしのナムル風

青じその風味とトマトの酸味が好相性。
野菜にたっぷり絡めて召し上がれ！

材料と作り方　2人分

豆苗 … 60g
もやし … 60g
塩 … 少々
トマト … 1個(100g)
塩・こしょう … 各適量
オリーブオイル … 小さじ2
青じそ … 4枚

1. 鍋に塩少々を入れた湯(分量外)を沸かし、豆苗ともやしをさっとゆで、ざるに上げて冷ます。
2. トマトは十字の切り込みを入れて熱湯につけ、皮がはじけたら冷水に取って湯むきする。ミキサーに入れ、ピューレ状になるまで撹拌し、ボウルに移す。塩・こしょうとオリーブオイル、1cm角に切った青じそを混ぜる。
3. 器に 1 を盛り、2 をかける。

MEMO お酒を飲んだあとなどに、ピザ、お好み焼き、えびグラタン、ラーメン、お茶漬け、スイーツなどの高カロリーのものを食べるのは避ける。

34kcal / 3.5g

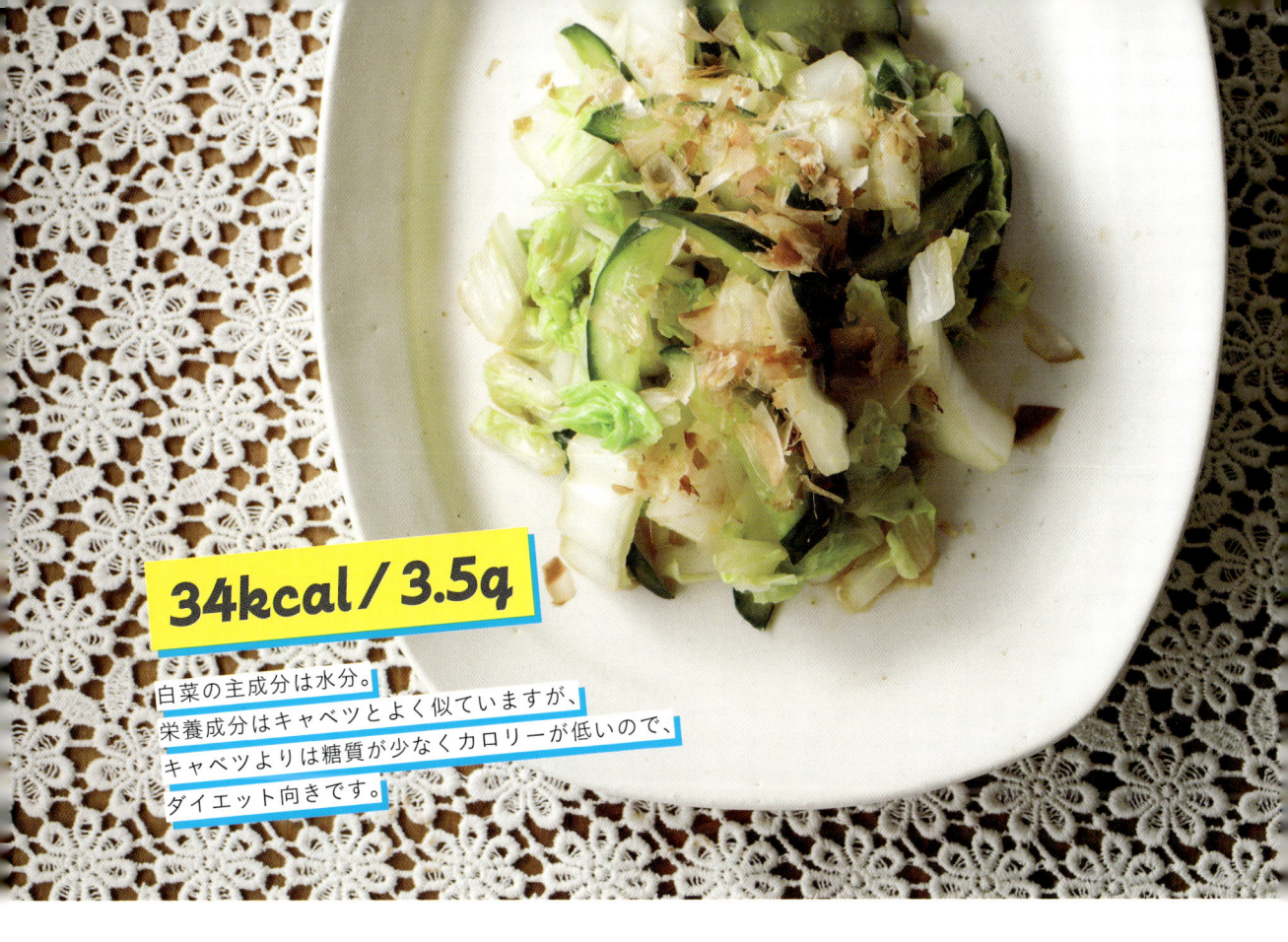

白菜の主成分は水分。
栄養成分はキャベツとよく似ていますが、
キャベツよりは糖質が少なくカロリーが低いので、
ダイエット向きです。

白菜ときゅうりのゆずこしょう和え

白菜のシャキシャキ感がたまらない和えもの。
ピリッとゆずこしょうを効かせてあるのがポイントです。

材料と作り方　2人分

白菜の葉 … 大2枚（200g）
塩 … 適量
きゅうり … 1本（100g）
A　ポン酢しょうゆ … 小さじ2
　　ゆずこしょう … 小さじ½
かつおぶし … 1パック（5g）

1　白菜は1cm幅に切る。鍋に塩少々を入れた湯（分量外）を沸かし、白菜をさっとゆでてざるに上げる。水気がきれたら、冷蔵庫で冷やす。
2　きゅうりは縦半分に切ってから4cm長さに斜め切りし、軽く塩をふる。水分が出てきたら手でしぼる。
3　ボウルに A を混ぜ、1 と 2 を加えて和える。
4　器に盛り、かつおぶしをかける。

MEMO　外食は鍋料理が一番。野菜や肉、魚、豆腐などのタンパク源がたっぷりで栄養バランスが抜群！

56kcal / 7.0g

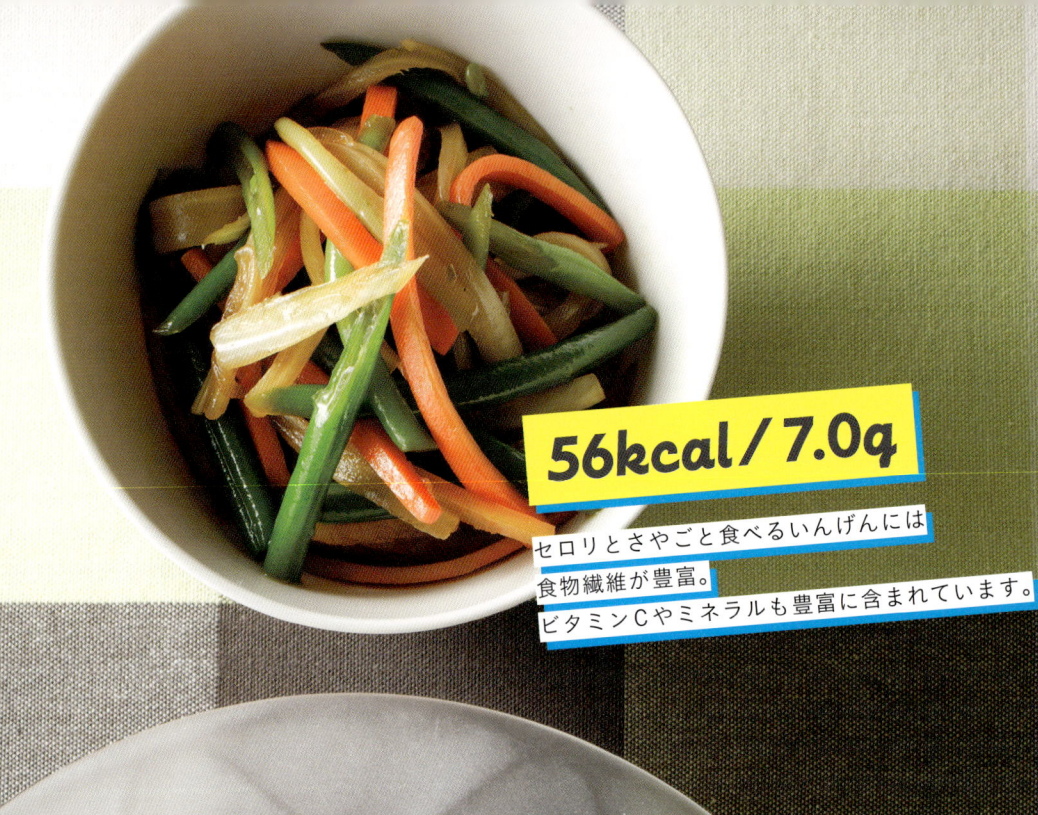

セロリとさやごと食べるいんげんには食物繊維が豊富。ビタミンCやミネラルも豊富に含まれています。

67kcal / 6.0g

もともと脂身の少ない部位の鶏むね肉は高タンパク・低脂肪で低カロリー。ただし鶏の脂肪は筋肉ではなく皮下に蓄積されるので皮は取り除いて使いましょう。

セロリといんげんのきんぴら

コリコリとシャキシャキの食感が楽しめるきんぴら。
野菜の色みがきれいなので楽しく食べられます。

材料と作り方　2人分

セロリ … 1/2本(50g)
さやいんげん … 10本
にんじん … 1/4本(20g)
エリンギ … 1本(20g)
塩 … 適量
サラダ油 … 小さじ1
しょうゆ … 大さじ1
みりん … 大さじ1

1 セロリ、さやいんげん、にんじん、エリンギは細切りにし、鍋に塩少々を入れた湯(分量外)を沸かし、さやいんげんとにんじんをゆでて、ざるに上げる。
2 フライパンにサラダ油を入れて中火にかけ、**1** の野菜を炒める。セロリがしんなりしたら、しょうゆとみりんを加え、塩で味をととのえる。

鶏むね肉のバンバンジー風

蒸し鶏は裂かずにそのままスライス。
がっちり食べた感じがして満足できる一皿です。

材料と作り方　2人分

鶏むね肉(皮を取り除いたもの)
　… 80g
A 長ねぎ(縦半分に切ったもの)
　　… 3cm分
　しょうがの薄切り … 3枚
　鷹の爪 … 1本
酒 … 小さじ1
きゅうり … 1/2本(50g)
トマト … 1/2個(50g)
もやし … 100g
B 白ごまペースト … 小さじ1
　練りがらし … 小さじ1/2
　はちみつ … 小さじ1
　米酢 … 大さじ1
　みそ … 小さじ1

1 鶏肉は塩少々(分量外)をふって10分ほど置く。耐熱皿に鶏肉と **A** を入れて酒をふる。
2 蒸し器を強火にかけ、蒸気が立ったら中火にして **1** を入れ、7〜8分に蒸す。
3 きゅうりはせん切りに、トマトは薄切りにする。鍋に塩少々を入れた湯(分量外)を沸かし、もやしをさっとゆでる。ざるに上げて水気をきり、粗熱をとってから冷蔵庫で冷やす。
4 ボウルに **B** を合わせてごま酢みそを作る。
5 器に **3** を盛り、**2** を食べやすい大きさにスライスしてのせ、**4** をかける。

> **MEMO** 外で夕食に寿司を食べるときは、刺し身、酢のもの、汁もの、サラダを添えてにぎりの量を控える。

118kcal / 2.0g

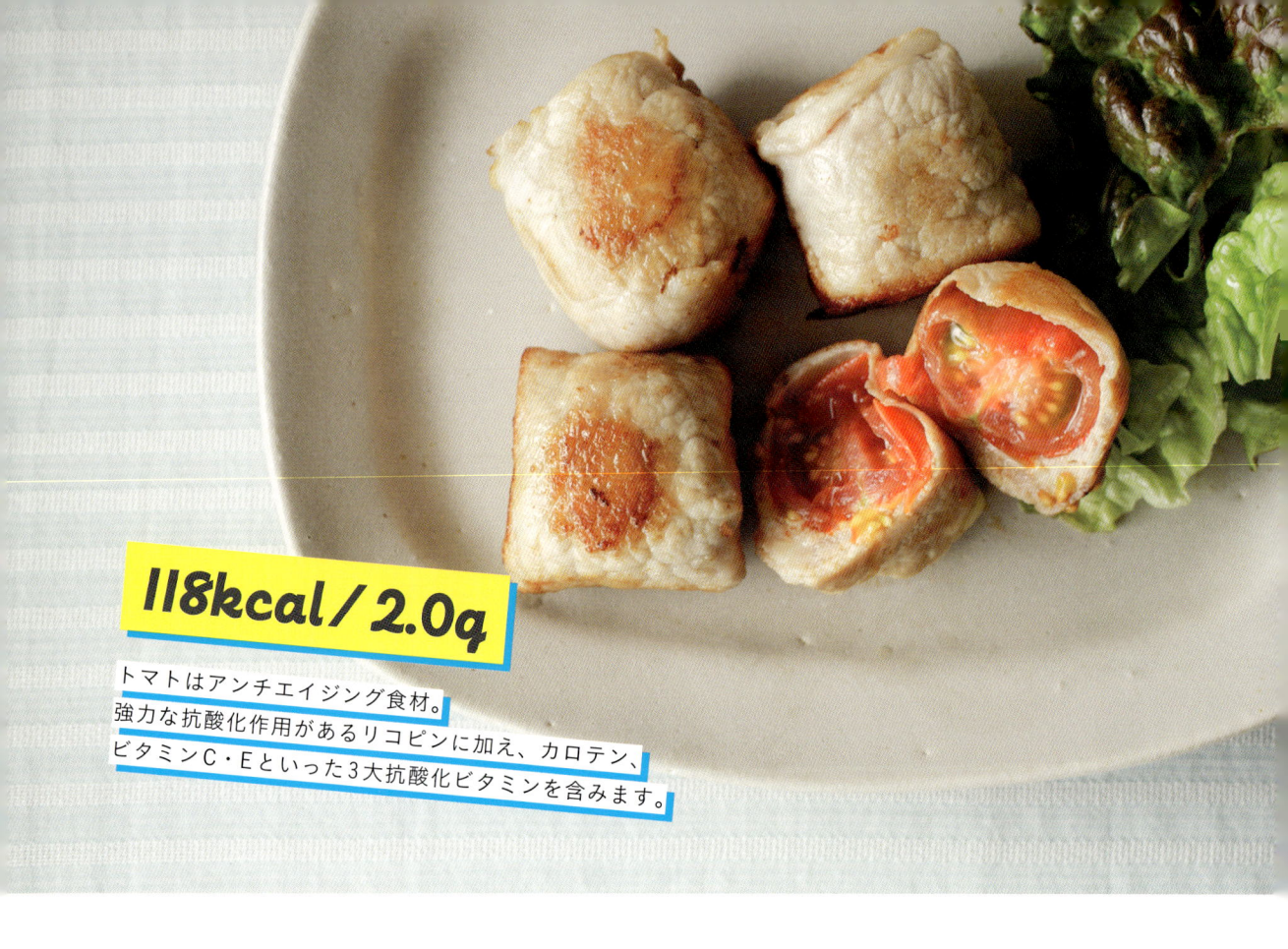

トマトはアンチエイジング食材。強力な抗酸化作用があるリコピンに加え、カロテン、ビタミンC・Eといった3大抗酸化ビタミンを含みます。

ミニトマトとチーズの豚包み焼き

一口サイズの肉巻きなので食べやすいのがうれしいです。
トマトとチーズ、肉の旨みが渾然一体となって口の中に広がります。

材料と作り方　2人分

豚もも薄切り肉(しゃぶしゃぶ用)
　… 8枚(80g)
塩・こしょう … 各適量
プロセスチーズ … 20g
ミニトマト … 4個
サラダ油 … 小さじ1
白ワイン … 大さじ1
レタス … 適量

1. 豚肉は塩・こしょうをする。
2. 豚肉1枚にミニトマト1個とチーズ5gをのせて巻き、垂直方向に豚肉をもう1枚巻く。これを4個作る。
3. フライパンにサラダ油をひいて中火にかけ、2の合わせ目を下にして焼く。全体に焼き目がついたら、仕上げに白ワインを入れてふたをし、中まで火を通す。
4. 器に盛り、レタスを添える。

MEMO お弁当の主食・主菜・副菜の量のバランスは2:1:2が理想的。調理法や調味料、食品の色が重複しないようにして。

127kcal / 1.0g

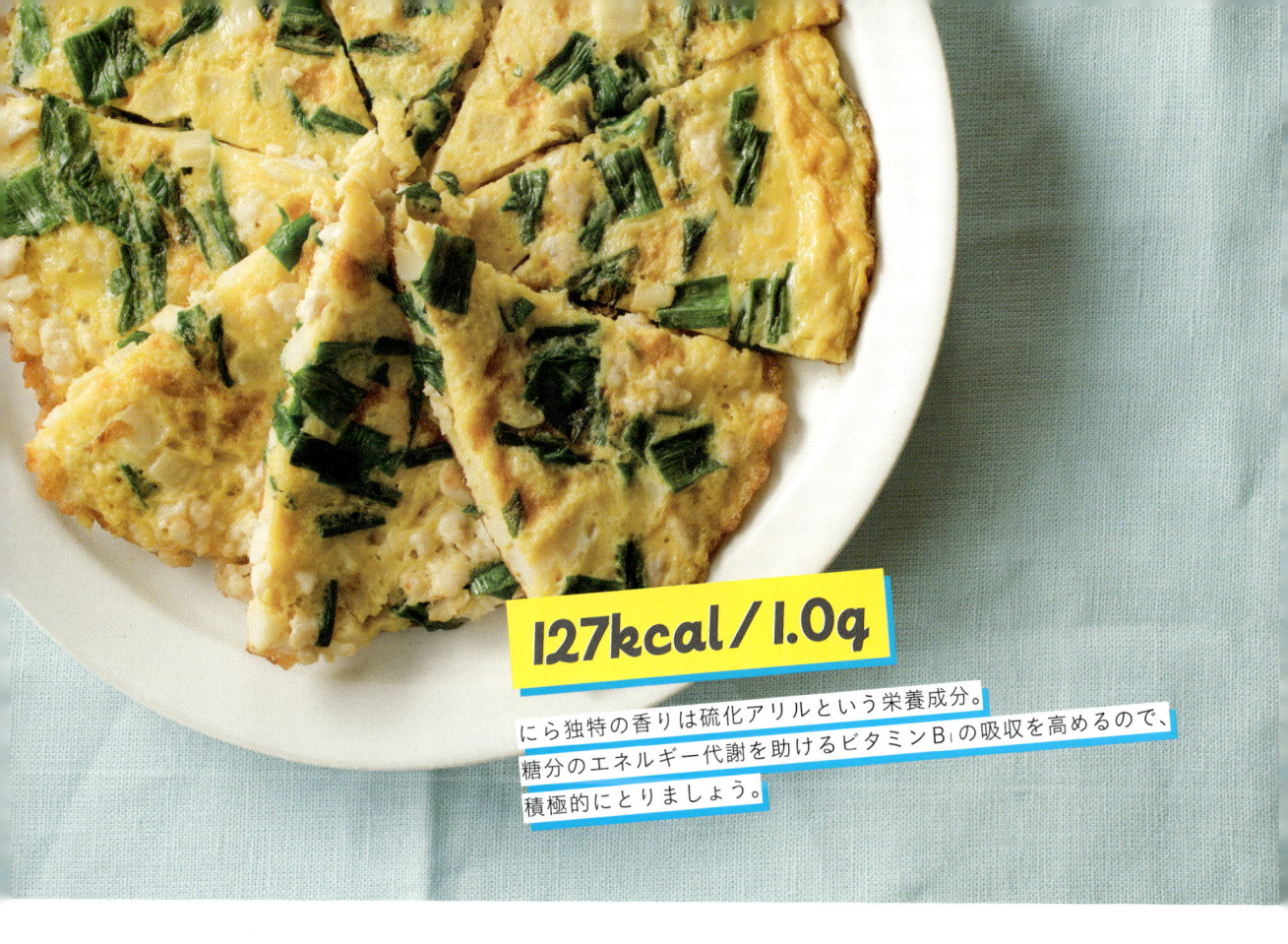

にら独特の香りは硫化アリルという栄養成分。糖分のエネルギー代謝を助けるビタミンB_1の吸収を高めるので、積極的にとりましょう。

鶏ひき肉のにら玉

にらと卵の相性は抜群！
もう一品というときの副菜にお役立ちです。

材料と作り方　2人分

にら … 1/3束（30g）
たけのこ（水煮）… 20g
卵 … 2個
めんつゆ（2倍濃縮）… 小さじ2
鶏ひき肉 … 50g
塩・こしょう … 各適量
サラダ油 … 小さじ1

1. にらは1cm長さに、たけのこは5mm角に切る。
2. ボウルに卵を溶き、めんつゆと 1 を入れて混ぜる。
3. フライパンに鶏ひき肉を入れて中火で炒め、塩・こしょうをして冷ます。
4. 2 に 3 を加えて混ぜる。
5. フライパンをさっと洗って弱火にかけ、サラダ油をひいて 4 を入れ、ふたをして火が通るまで焼く。

MEMO 中華料理は油を使ったメニューが多いもの。
外食をするときはサラダやわかめスープなどの食物繊維を多く含むメニューと組み合わせて。

109kcal / 3.5g

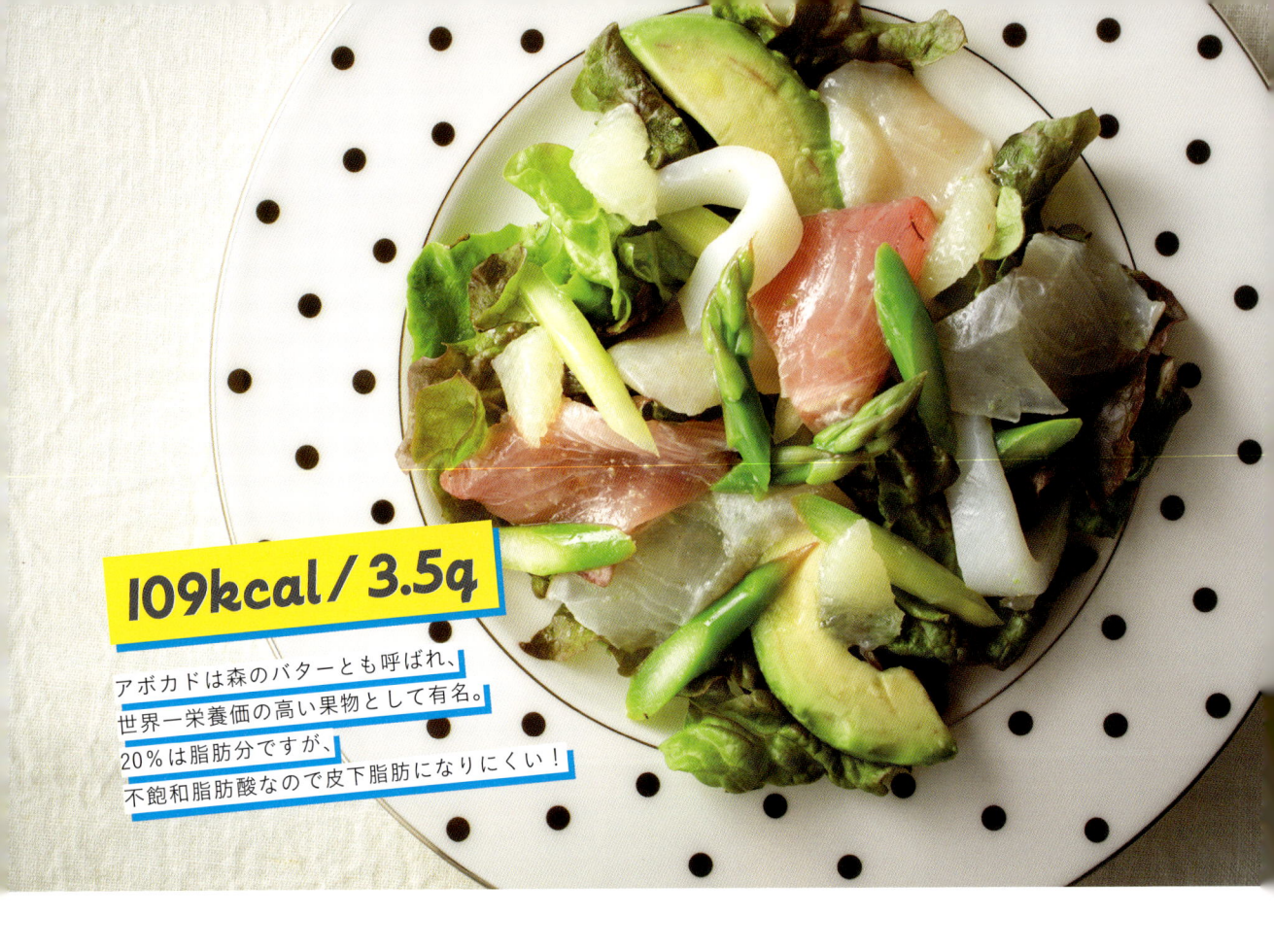

アボカドは森のバターとも呼ばれ、世界一栄養価の高い果物として有名。20％は脂肪分ですが、不飽和脂肪酸なので皮下脂肪になりにくい！

魚介とフルーツのカルパッチョ

刺し身を使って手軽に作れるカルパッチョの登場！
グレープフルーツは小さく切って和えると隠し味になります。

材料と作り方　2人分

アボカド … 1/4個
レモン汁 … 小さじ2
塩・こしょう … 各適量
刺し身（まぐろ、いか、ほたて貝柱、
　たいなど）… 合わせて80g
アスパラガス … 2本
サニーレタス … 3枚
グレープフルーツ … 2房
オリーブオイル … 小さじ1

1. アボカドは食べやすい大きさに切り、レモン汁と塩・こしょうをかける。刺し身も食べやすい大きさに切り、塩・こしょうをする。
2. 鍋に塩少々を入れた湯（分量外）を沸かし、食べやすい大きさに切ったアスパラガスをゆでる。氷水に取ってざるに上げ、水気をきる。サニーレタスは手で食べやすい大きさにちぎってから洗い、水気をしっかりきる。グレープフルーツは房から取り出して小さく切る。
3. ボウルに 1 と 2 のアスパラガス、グレープフルーツ、オリーブオイルを入れて軽く和える。
4. 器にサニーレタスを敷き、3 を盛る。

MEMO ぶりやさば、さんまなどの青魚は、DHAやEPAなどの中性脂肪を減らす脂肪酸を含んでいる。白身魚とともにバランスよくとって。

55kcal／5.5g

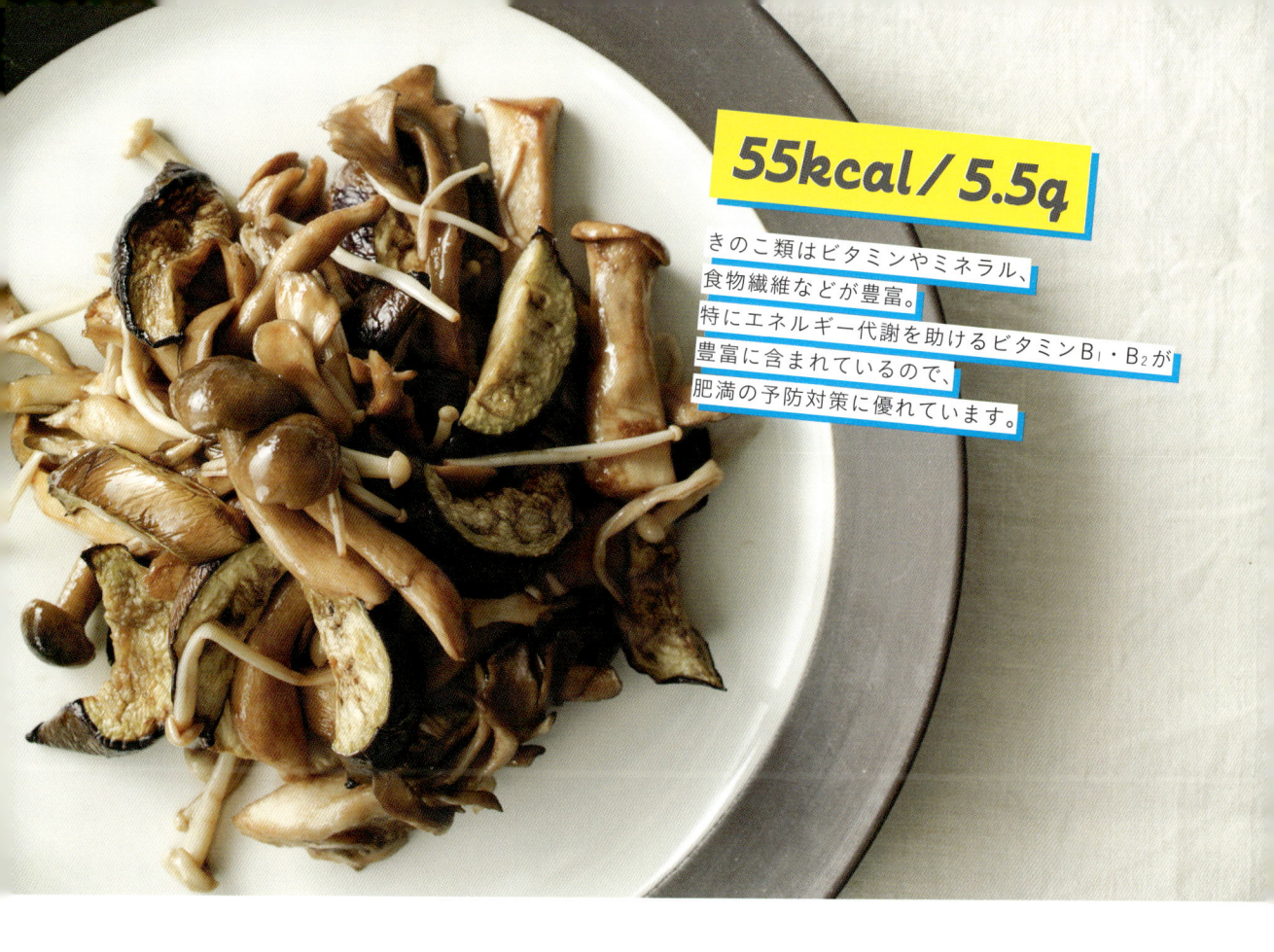

きのこ類はビタミンやミネラル、食物繊維などが豊富。特にエネルギー代謝を助けるビタミンB_1・B_2が豊富に含まれているので、肥満の予防対策に優れています。

なすときのこのマリネ

よく冷やして召し上がれ！
ヘルシーなきのこがたっぷり食べられます。

材料と作り方　2人分

エリンギ、まいたけ、しめじ、
　えのきだけ … 合わせて140g
なす … 1本(80g)
塩・こしょう … 各適量
A　バルサミコ酢 … 大さじ2
　　オリーブオイル … 小さじ1
　　はちみつ … 小さじ1
　　塩・こしょう … 少々

1　きのこ類は石づきを取って食べやすい大きさにカットし、鍋に塩少々を入れた湯(分量外)を沸かしてゆでる。ざるに上げ、水気をきる。

2　なすは食べやすい大きさに切って塩・こしょうをし、200℃のオーブンで約5分焼く。

3　ボウルに A を合わせ、1 と 2 を加えてよく混ぜ合わせる。冷蔵庫で30分～1時間冷やして味をなじませる。

MEMO　中華料理ではバンバンジーなどの油を使わないメニューを選ぶと、カロリーを抑えられる。

こんにゃくとかぶのサイコロステーキ

53kcal／6.0g

こんにゃくは低カロリーで食物繊維が豊富。こんにゃくのグルコマンナンには、胃や腸を通過しながら、いっしょに食べたものを包み込み、消化吸収させにくくする性質があります。

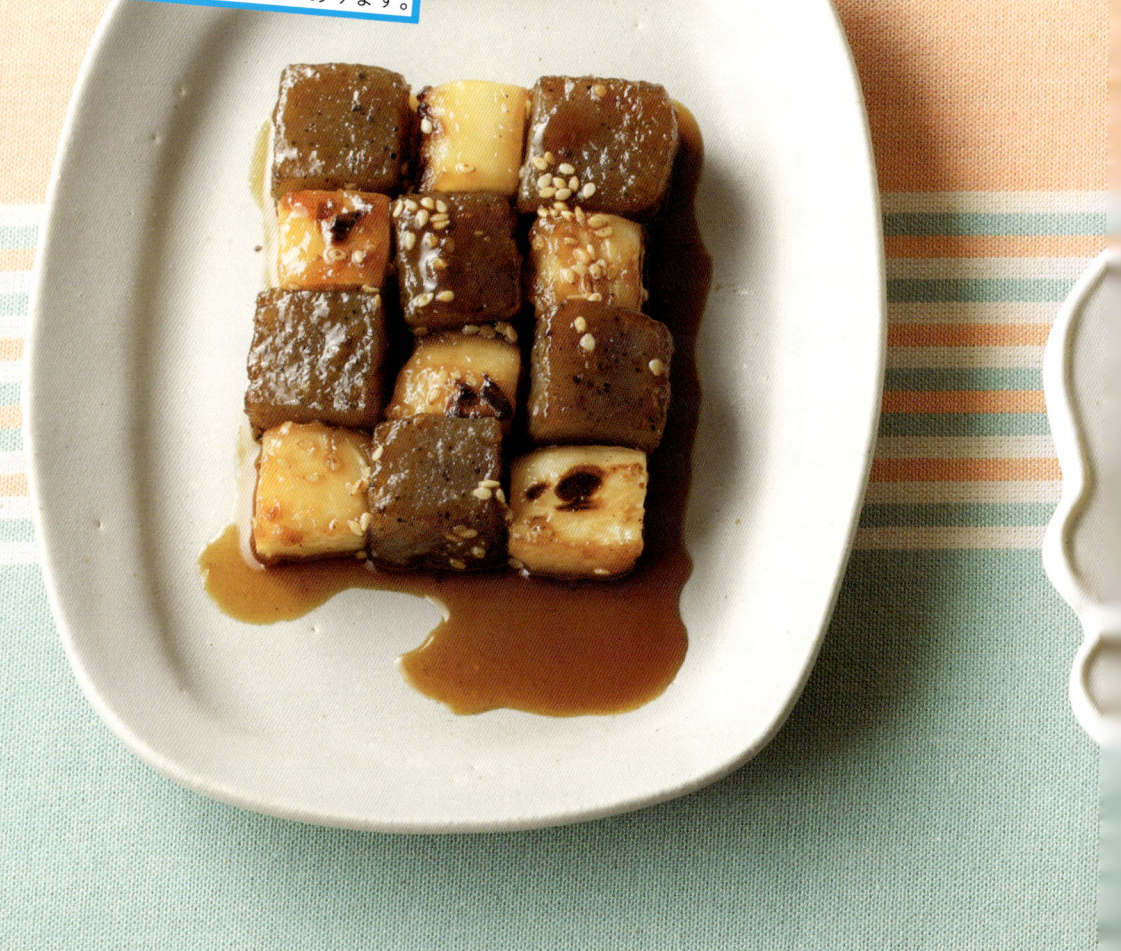

あんかけ茶碗蒸し
101kcal / 7.0g

高タンパク・低脂肪・低カロリーのえびと貝柱。
えびに含まれるタウリンは血糖値を下げ、
貝柱に含まれるビタミンB_2は
脂質や炭水化物をエネルギーに変えます。

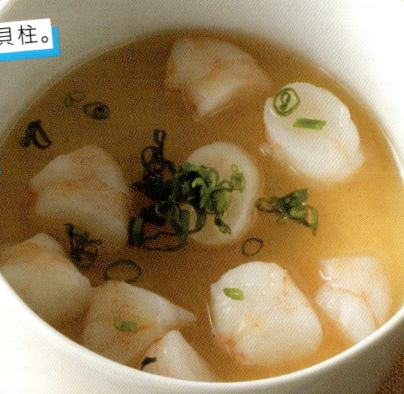

トマトと卵のバジル炒め
123kcal / 2.0g

卵に足りない栄養素ビタミンCを
トマトで補ったレシピなので栄養満点。
さらにバジルに含まれるβ-カロテンには抗酸化作用があります。

こんにゃくとかぶのサイコロステーキ

淡白なこんにゃくとかぶなのにしっかり味。
一口サイズで食べやすく、2つの違った食感も楽しめます。

材料と作り方　2人分

こんにゃく … 1/3枚(100g)
塩 … 少々
片栗粉 … 大さじ1/2
かぶ … 小1個(65g)
サラダ油 … 小さじ1

A
しょうゆ … 大さじ1と2/3
ラカントS … 大さじ1
にんにくのすりおろし … 1/2片分
顆粒だし … 小さじ1
いり白ごま … 小さじ1
ラー油 … 小さじ1/2

1. こんにゃくは両面にさいの目状に5mmの切り込みを入れ、2cm角のサイコロ状に切る。鍋に塩少々を入れた湯(分量外)を沸かしてゆで、ざるに上げて水気をきってからペーパータオルでふき、片栗粉をまぶす。かぶは皮をむいて2cm角に切る。
2. フライパンを中火にかけて熱し、サラダ油をひいて1のこんにゃくを転がしながら焼き、全体が焼けたらいったん取り出す。続けて、かぶも同様にして焼く。
3. 2のフライパンにこんにゃくを戻し入れ、合わせたAを加えて全体に絡める。

TODA'S ADVICE 08

食物繊維の上手なとり方

1日にとりたい食物繊維は20〜25g

食物繊維は余分な脂肪を吸収して体外排出したり、血糖値の上昇を抑えて脂肪の蓄積を防ぐなどの働きがあるので、ダイエットの強い味方になる栄養素です。また胃で水分を吸収してふくらんで食べ過ぎを防止したり、高血圧や糖尿病、高脂血症などの生活習慣病を防ぐ働きもあるので積極的にとるようにしましょう。

食物繊維は、根菜や葉もの野菜、果物、海藻やきのこなどに多く含まれています。これらを1食7g、1日20〜25gを目安にまんべんなくとるように心がけましょう。また食物繊維には水溶性と不溶性があるので、両方をとるようにしてください。

・水溶性の食物繊維……血糖値の急激な上昇を抑える働き
　りんごやグレープフルーツなどの果物、わかめや昆布、のりなどの海藻に多く含まれる。
・不溶性の食物繊維……体内の不要物を排出する働き
　ごぼうやたけのこなどの根菜、しめじやしいたけなどのきのこ類に多く含まれる。

MEMO　中華料理で夕食に避けたいメニューは、炭水化物の多いラーメンやチャーハン、餃子、小龍包、春雨サラダなど。

トマトと卵のバジル炒め

黄色と赤、緑の色鮮やかなイタリアン風の一皿。
3分でできる簡単レシピなのでもう1品欲しいときにぜひ！

材料と作り方　2人分

卵 … 2個
めんつゆ(2倍濃縮) … 小さじ1
ごま油 … 小さじ2
トマト … ½個(50g)
バジルの葉 … 1枚

1. ボウルに卵とめんつゆを入れて泡立て器でよく混ぜる。
2. フライパンを中火にかけてごま油をなじませ、食べやすい大きさに切ったトマトを炒める。
3. トマトが少し煮くずれてきたら 1 を入れ、箸でかき混ぜて半熟のスクランブルエッグにする。手でちぎったバジルを加えて混ぜる。

あんかけ茶碗蒸し

卵液は漉してから使うのがポイント。
つるんとなめらかな口当たりになります。

材料と作り方　2人分

むきえび … 30g
塩 … 少々
ほたて貝柱 … 2個
卵 … 1個
A　冷水 … 200㎖
　　＊冷蔵庫で冷やしておいたもの
　　顆粒だし … 小さじ½
　　みりん … 小さじ1
　　塩 … ひとつまみ
B　顆粒だし … 小さじ½
　　片栗粉 … 小さじ½
　　みりん … 大さじ½
　　水 … 60㎖
万能ねぎの小口切り … 適量

1. えびは1cm幅に、貝柱は十字に切る。鍋に塩少々を入れた湯(分量外)を沸かし、さっとゆでる。
2. ボウルに冷蔵庫から出したての卵を割り入れ、泡立てないように注意しながら箸でよくほぐす。A を加えて合わせ(泡立てない)、目の粗いざるでこす。
3. 器に貝柱を入れ、2 をゆっくり注ぎ入れる。湯気の立った蒸し器に入れて濡れぶきんをかけ、ふたをして強火で2分加熱したのち、弱火で5〜6分蒸す。
4. 小鍋に B とえびを入れ、中火にかけてひと煮立ちさせる。
5. 3 に 4 のあんをかけ、万能ねぎを散らす。

> **MEMO**　唐辛子を使った料理は食欲を高めるので注意が必要だが、カプサイシンには脂肪を分解し、血糖値を下げる働きがある。

30kcal / 5.5g

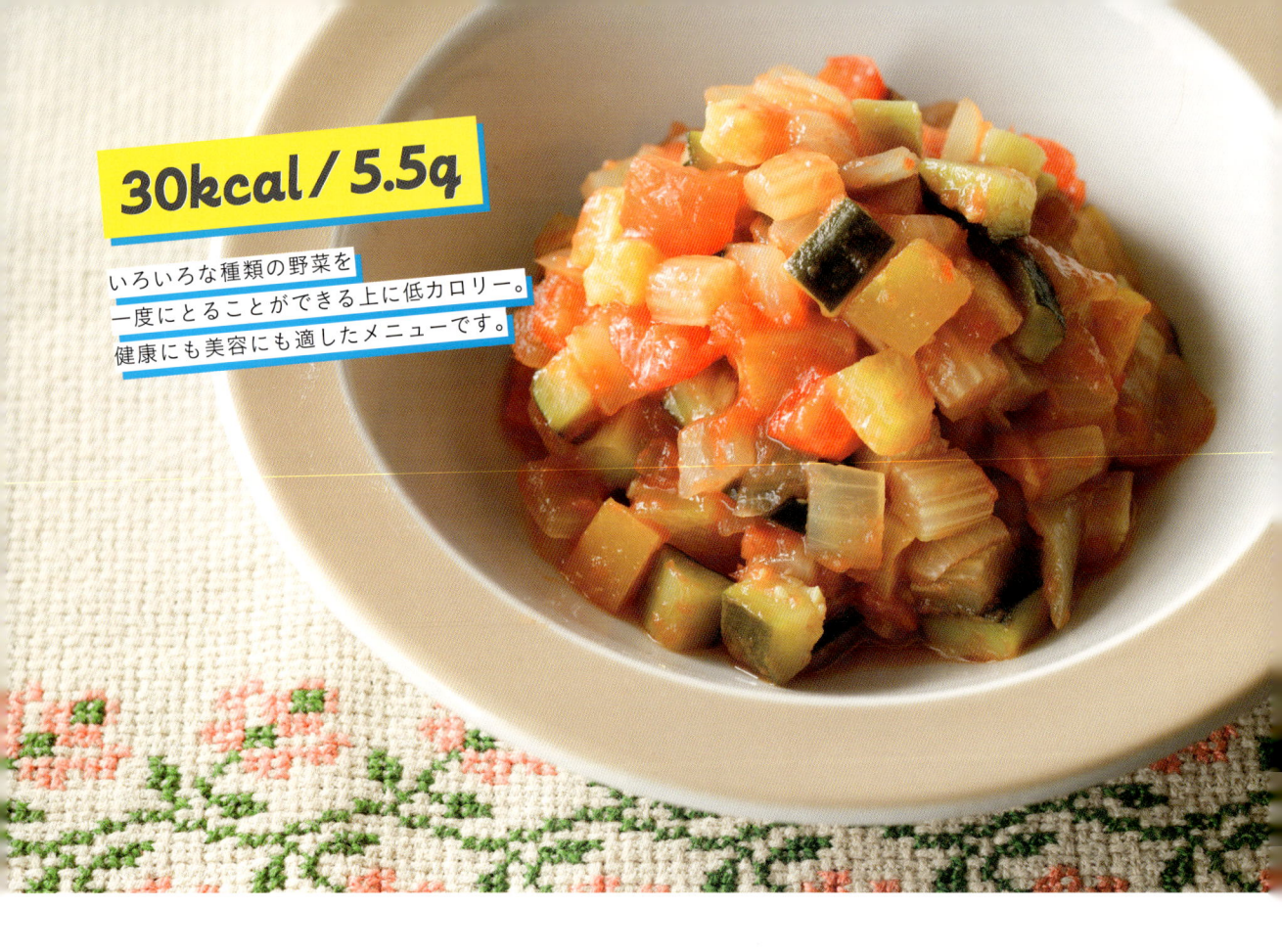

いろいろな種類の野菜を一度にとることができる上に低カロリー。健康にも美容にも適したメニューです。

彩り野菜のカポナータ

冷蔵庫で保存しておくと、味がよくなじみます。
パスタと和えたりご飯にのせたり、いろいろアレンジして。

材料と作り方　2人分

- パプリカ(赤・黄) … 各1/3個(各50g)
- セロリ … 1/4本(25g)
- ズッキーニ … 1/6本(25g)
- 玉ねぎ … 1/4個(50g)
- 白ワインビネガー … 小さじ1
- トマトの水煮(ホール缶) … 25g
- 塩・こしょう … 各適量

1. パプリカ、セロリ、ズッキーニ、玉ねぎはそれぞれ1cm角に切る。
2. 鍋に鍋底から5mmほど水(分量外)を入れて中火にかけ、玉ねぎと塩ひとつまみを加えて蒸し煮にする。ふつふつと沸いてきたら弱火にして10分煮る。
3. 2にパプリカと塩ひとつまみを加え、再びふたをして5分煮る。さらにセロリとズッキーニも加え、ふたをして5分煮る。
4. 白ワインビネガーを加え、しばらく煮て酸味を飛ばし、粗くつぶしたホールトマトを加える。ふたをしないで10分間煮込み、塩・こしょうで味をととのえて冷ます。

MEMO 夕食にご飯を食べないと物足りないという場合は、2週間～1カ月かけて茶碗に1杯→3/4杯→1/2杯→1/4杯と段階的に減らしていく。

114kcal / 2.0g

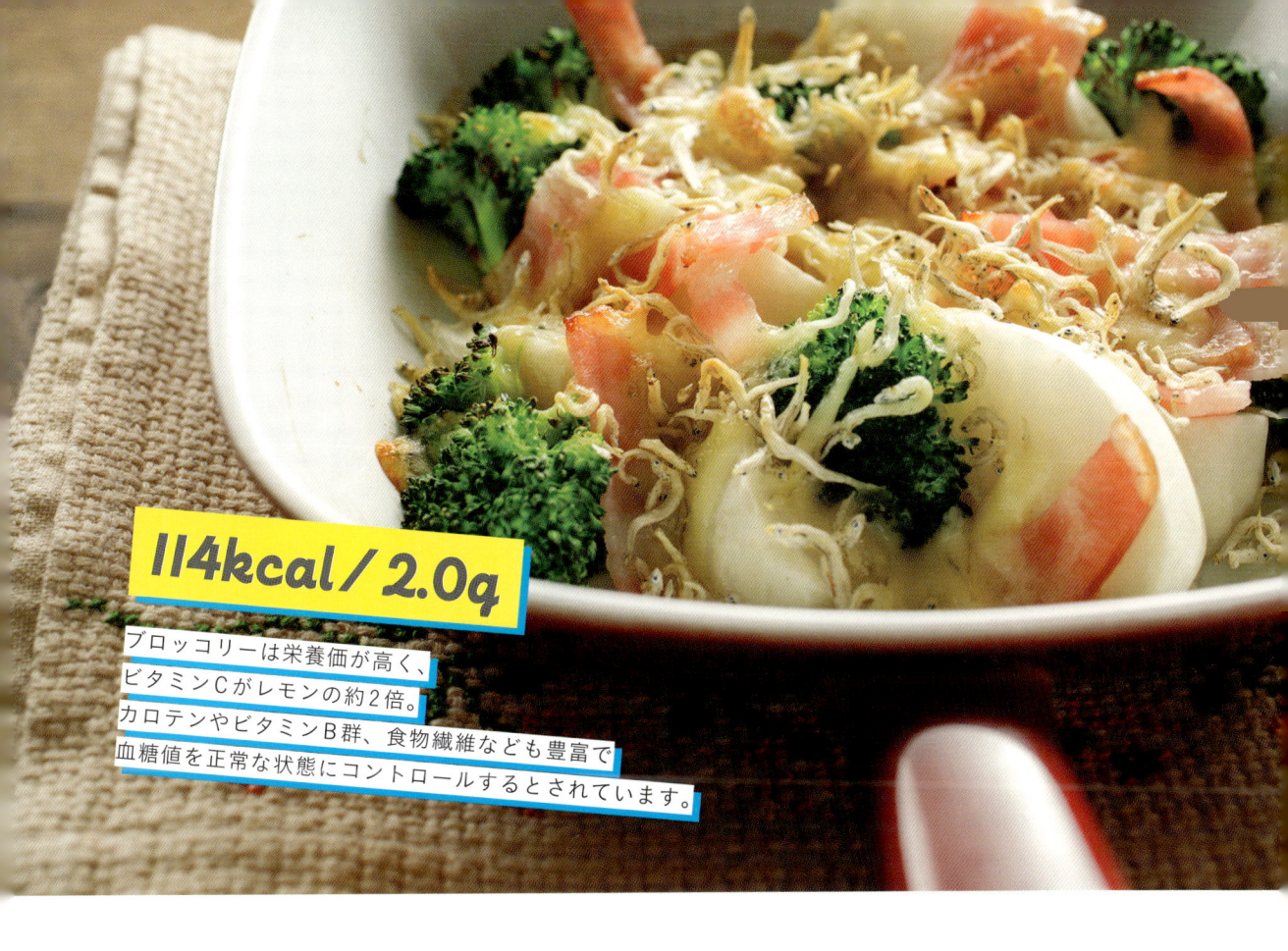

ブロッコリーは栄養価が高く、ビタミンCがレモンの約2倍。カロテンやビタミンB群、食物繊維なども豊富で血糖値を正常な状態にコントロールするとされています。

かぶとブロッコリーのしらすチーズ焼き

カルシウムたっぷりのしらすと野菜が一度に食べられるメニュー。
ベーコンとチーズでボリュームも満点です。

材料と作り方　2人分

- かぶ … 小2個(130g)
- 塩・こしょう … 各少々
- ブロッコリー … 1/6房(50g)
- しらす … 20g
- ベーコン … 1枚(20g)
- ピザ用チーズ … 20g

1. かぶは皮をむいて縦に10～12等分に切り、塩・こしょうをする。ブロッコリーは小房に分けて皿に並べ、塩・こしょうをふって電子レンジで2～3分加熱する。
2. しらすはフライパンでから煎りする。
3. 耐熱皿にかぶとブロッコリーを並べ、1cm幅に切ったベーコン、チーズ、しらすの順にのせてオーブントースターでチーズに焼き色がつくまで焼く。

MEMO 空腹感を感じたときは、シュガーレスガムや炒り大豆などがおすすめ。唾液がたくさん出て満腹感を感じる。

107kcal / 6.5g

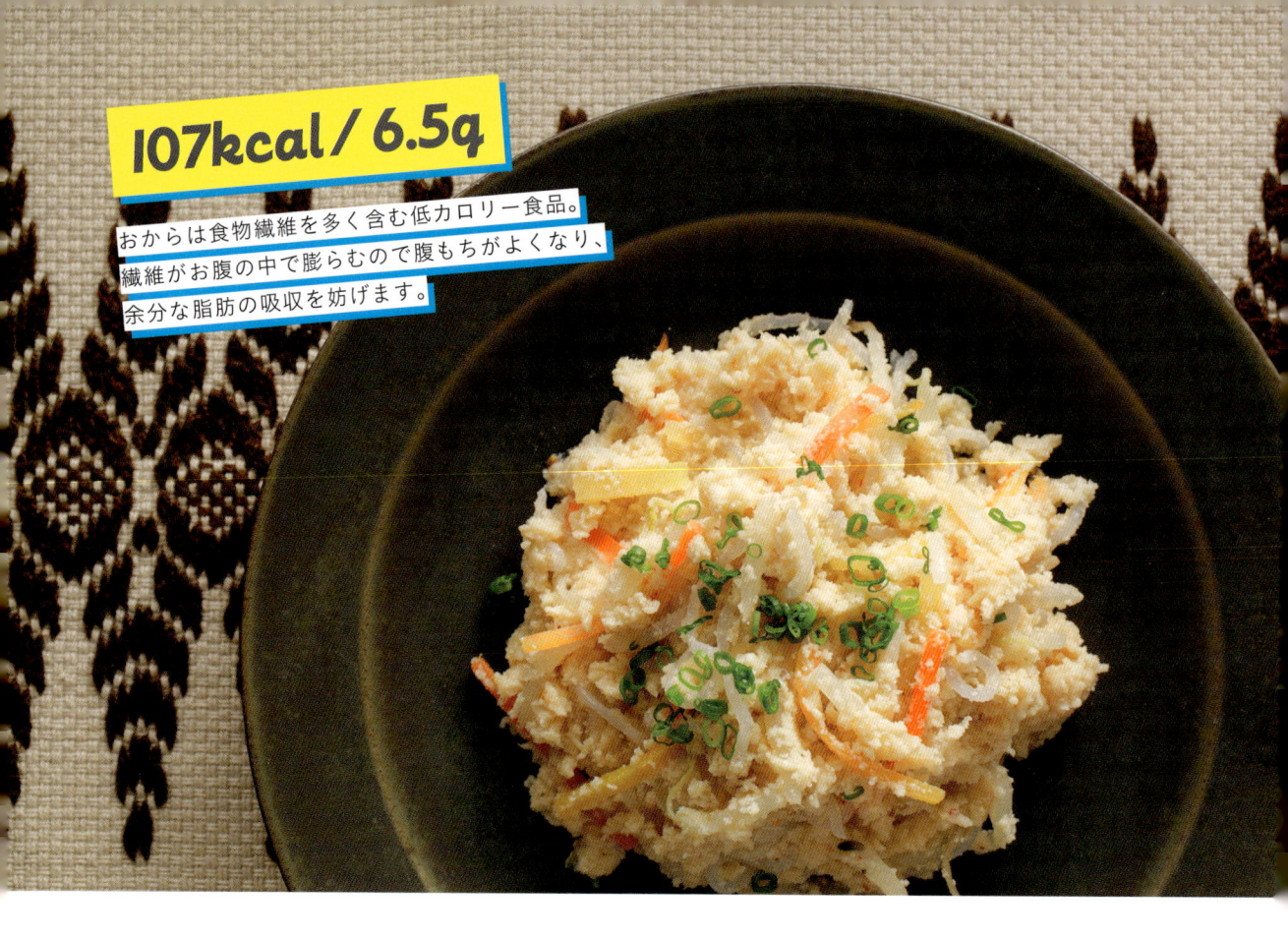

おからは食物繊維を多く含む低カロリー食品。繊維がお腹の中で膨らむので腹もちがよくなり、余分な脂肪の吸収を妨げます。

マーボー風うの花

豆腐の代わりにおからでかさ増しすればボリューム満点！
しかも栄養価が高いのでダイエットにおすすめです。

材料と作り方　2人分

- にんじん … 1/4本（20g）
- もやし … 50g
- 糸こんにゃく（白）… 60g
- A
  - 顆粒鶏がらスープ … 小さじ1
  - 水 … 150ml
  - しょうゆ、酒、はちみつ、豆板醤 … 各小さじ1
  - にんにくのすりおろし … 1/2片分
  - しょうがのすりおろし … 小さじ1
- おから … 100g
- ごま油 … 小さじ1
- 塩・こしょう … 各適量
- 万能ねぎの小口切り … 適量

1. 鍋に湯（分量外）を沸かし、細切りにしたにんじん、もやし、糸こんにゃくをそれぞれゆで、ざるに上げて水気をきる。
2. 鍋にAを入れて弱火にかける。沸騰したらおからを加えて5分ほど煮る。1を加えて混ぜ、さらに煮て水気がなくなったら、ごま油と塩・こしょうで味をととのえる。
3. 器に盛り、万能ねぎを散らす。

MEMO 帰りが遅くなる場合は、夕食を2回に分けて。19時前におにぎりやサンドイッチなどで空腹を満たし、帰宅後にサラダやみそ汁、豆腐などを。

汁もの

汁ものも主菜、副菜と同様に朝食、昼食、夕食に必ず1品は入れたいものです。食物繊維の多い副菜といっしょに最初に食べると、水分で食物繊維が膨らみ、満腹感を得られます。主菜・副菜のメニューに合った汁ものを選びましょう。

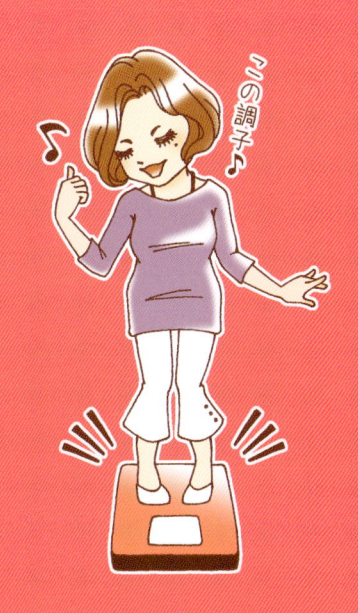

白菜と豚肉のしょうがスープ

54kcal／3.5g

しょうがの辛味成分である
ジンゲロール、ショウガオール、
ジンゲロンには体を温めて
代謝を活発にする働きがあります。

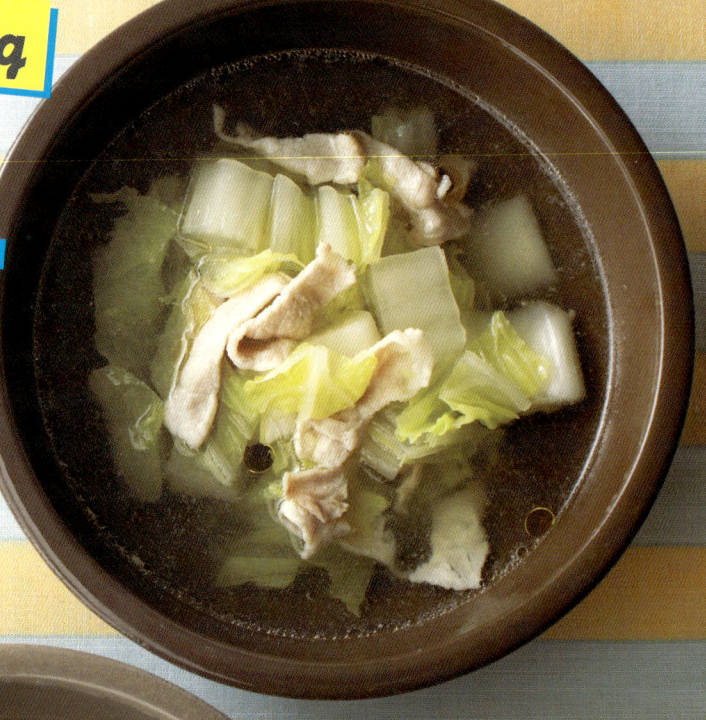

鶏だんごと青のりのとろとろスープ

99kcal／2.5g

モロヘイヤは栄養価が高く、
ネバネバ成分ムチンはタンパク質の消化を促し、
消化器の粘膜を保護して
血糖値の上昇を抑える働きがあります。

かぶとほたてのスープ

57kcal / 6.0g

かぶは根の部分よりも葉の部分に
ビタミンなどの栄養を多く含んでいます。
葉の部分も捨てないで料理に活用しましょう。

和風クラムチャウダー

74kcal / 5.5g

豆乳の主成分である大豆タンパクと大豆イソフラボン。
大豆タンパクには代謝を促進させる働きがあり、
大豆イソフラボンはその促進を
補強する役割を果たします。

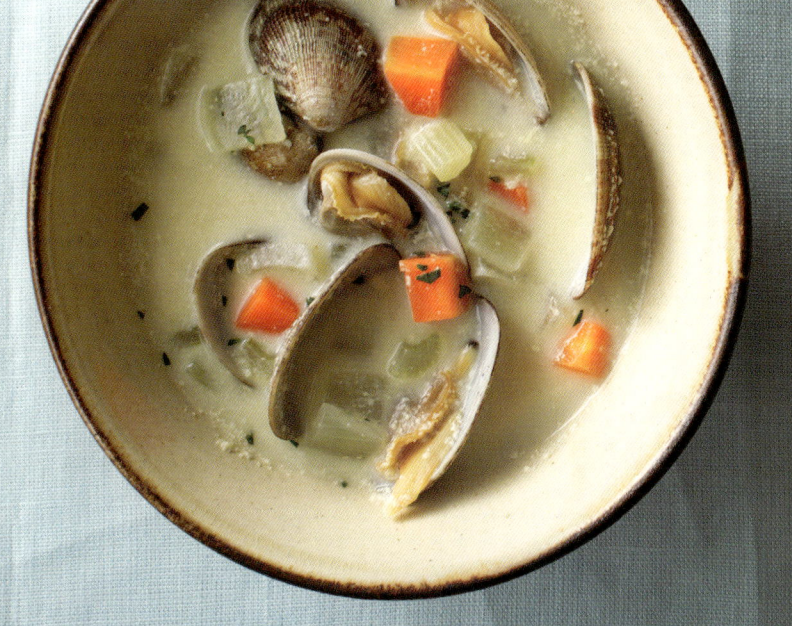

白菜と豚肉のしょうがスープ

ほっこりとしてやさしい味のスープ。
しょうがパワーで体がぽかぽかになります。

材料と作り方　2人分

白菜 … 大1枚(100g)
水 … 400ml
顆粒鶏がらスープ … 大さじ1と1/2
豚もも薄切り肉(しゃぶしゃぶ用)
　　… 3枚(30g)
しょうがのみじん切り … 小さじ1
塩・こしょう … 各適量
ごま油(仕上げ用) … 小さじ1/4

1　白菜は2cm幅の細切りにする。
2　鍋に水と顆粒鶏がらスープを入れて中火にかけ、70～80℃に温めたらしゃぶしゃぶの要領で豚肉に火を通し、2cm幅に切る。
3　2のスープのアクを取り、白菜としょうが、豚肉を加えてひとに煮立ちさせる。
4　塩・こしょうで味をととのえ、仕上げにごま油をたらす。

鶏だんごと青のりのとろとろスープ

しょうが風味の鶏だんごが美味。
のどごしがよく、クセになる味わいです。

材料と作り方　2人分

鶏ひき肉 … 80g
塩・こしょう … 各適量
しょうがのしぼり汁 … 小さじ1/2
モロヘイヤ … 1/2袋(50g)
オクラ … 3本
塩 … 適量
水 … 300ml
顆粒だし … 小さじ1
青のり … 20g

1　ボウルに鶏肉と塩・こしょうを入れてよく練り、しょうがのしぼり汁を加えてさらに練る。約30分冷蔵庫で休ませる。
2　鍋に塩少々を入れた湯(分量外)を沸かし、モロヘイヤとオクラをそれぞれゆで、氷水に取る。モロヘイヤは水気をよくきって包丁で刻み、オクラは5mm厚さの小口切りにする。
3　鍋に水と顆粒だしを入れて沸騰させ、1を8等分して丸めて入れる。鶏だんごに火が通ったらモロヘイヤ、オクラ、青のりを加え、最後に塩・こしょうで味をととのえる。

> **MEMO**　睡眠不足は食欲をコントロールするホルモン分泌を乱すから太りやすくなる。夜ふかしせず、睡眠は最低でも6時間はとること。

かぶとほたてのスープ

ほたての甘みが抜群！
かぶが口の中でほろりととろけます。

材料と作り方　2人分

玉ねぎ … 1/4個(50g)
かぶ … 小2個(130g)
かぶの葉 … 20g
ほたて貝柱 … 2個
水 … 400㎖
顆粒だし … 小さじ1
塩・こしょう … 各適量

1. 玉ねぎとかぶは薄切り、かぶの葉は小口切りにする。貝柱は1/3厚さに切る。
2. 鍋に玉ねぎと水、塩少々を入れて中火にかける。玉ねぎが透き通ったら、かぶと顆粒だしを加え、かぶがやわらかくなったら火を止めて粗熱を取る。
3. ミキサーに 2 を入れ、なめらかになるまで撹拌する。
4. 鍋に 3 を戻し入れ、貝柱を加えて温め、塩・こしょうで味をととのえる。
5. 器に注ぎ、かぶの葉をのせる。

和風クラムチャウダー

豆乳の甘みがほのかに広がって飲みやすい。
あさりのだしとの相乗効果で旨味をアップします。

材料と作り方　2人分

あさり … 12個
玉ねぎ … 1/8個(25g)
にんじん … 1/5本(15g)
セロリ … 1/6本(15g)
豆乳 … 150㎖
ローリエ … 1枚
顆粒だし … 小さじ1/2
みそ … 小さじ1
塩・こしょう … 各適量
イタリアンパセリのみじん切り
　… 適量

1. あさりは砂出しして殻をよく洗う。玉ねぎ、にんじん、セロリはそれぞれ1cm角に切る。
2. 鍋に鍋底から1cmほど水(分量外)を入れ、玉ねぎ、にんじん、セロリ、塩少々を加えて弱火にかけ、野菜がやわらかくなるまで煮る。
3. 2 に豆乳とローリエ、顆粒だしを加え、ひと煮立ちしたら、あさりを加える。貝の口があいたらみそを溶き入れ、塩・こしょうで味をととのえる。
4. ローリエを取り出して器に注ぎ、パセリを散らす。

> **MEMO**　23時ごろに就寝が理想的。
> 深い眠りにつきやすく、脂肪燃焼を促す成長ホルモンが効率よく分泌される。

37kcal / 2.5g

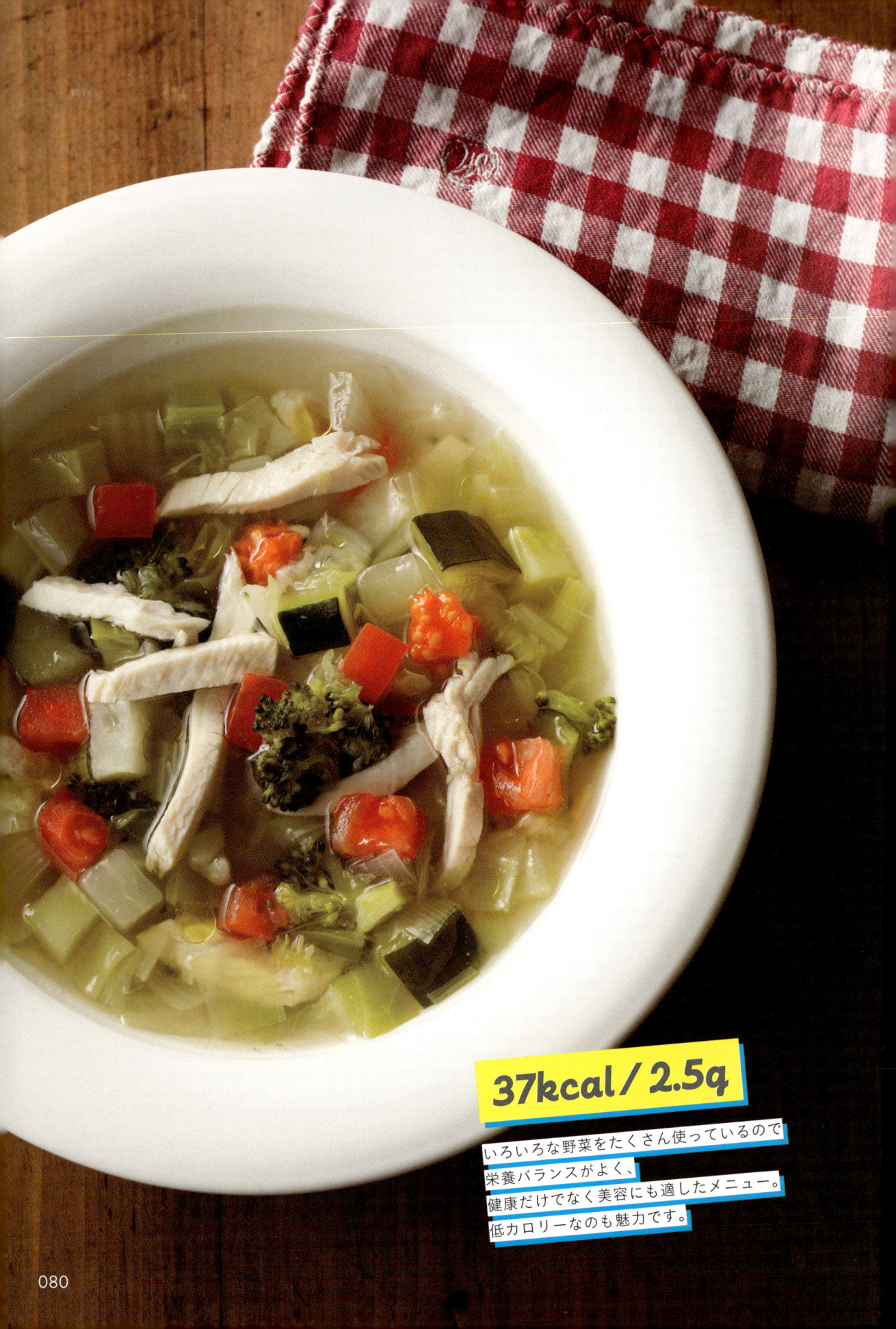

いろいろな野菜をたくさん使っているので栄養バランスがよく、健康だけでなく美容にも適したメニュー。低カロリーなのも魅力です。

野菜たっぷりミネストローネ

野菜がたっぷり入って栄養価の高いスープ。
さっぱり味で満腹感があります。

材料と作り方　2人分

玉ねぎ … 1/8個(25g)
かぶ … 小1/4個(15g)
セロリ … 1/6本(15g)
キャベツ … 大1/4枚(10g)
ズッキーニ … 1/10本(15g)
長ねぎ … 4cm
トマト … 1/5個(20g)
ブロッコリー … 小房3つ(15g)
鶏ささ身 … 1本
水 … 400㎖
塩・こしょう … 各適量

1. 皮をむいた玉ねぎとかぶ、セロリ、キャベツ、ズッキーニ、長ねぎ、トマトはそれぞれ5mm～1cm角に切る。ブロッコリーは細かく切る。
2. 鍋にささ身と水200㎖、塩少々を入れて中火にかける。沸騰したらささ身を取り出し、食べやすい大きさに裂いてゆで汁に戻す。

＊ 鶏肉は水から入れてゆでるとスープに旨みが移り、肉質もしっとりと仕上がる。

3. 別の鍋に水200㎖とトマト以外の 1 の野菜を入れ、やわらかくなるまで煮る。 2 をゆで汁ごと加え、最後にトマトを加えて塩・こしょうで味をととのえる。

TODA'S ADVICE 09

タンパク質の上手なとり方は？

1日に必要なタンパク質は50～70g(女性の場合)

タンパク質は筋肉や肌、髪の毛、内臓や血液をつくるのに欠かせない栄養素です。タンパク質は肉や魚、豆腐、卵などに多く含まれますが、それぞれの食品の重さとタンパク質の量はイコールではありません。肉や魚100gに含まれるタンパク質の量は約20g(部位によっても異なる)、豆腐1/2丁(150g)なら10g、卵1個、牛乳1杯(200㎖)なら約6～7g。朝食には卵、昼食には肉や魚、夕食には豆腐がメインのメニューにするというようにバランスよくとりましょう。特に夕食で豆腐や白身魚などの脂質が少なめでタンパク質を多く含む食品をとると、やせやすく太りにくい体になります。また朝食＜昼食＜夕食となるように摂取します。例えば1日50gとる場合、朝食10g、昼食15g、夕食25gと夕食に向けて量を増やしましょう。

MEMO ダイエットを続けるなら手帳の活用を。目標数値や目標体重などを書き込み、毎日食べたものを記入していくと、自分のがんばり度が見えて自信がつく。

95kcal／7.0g

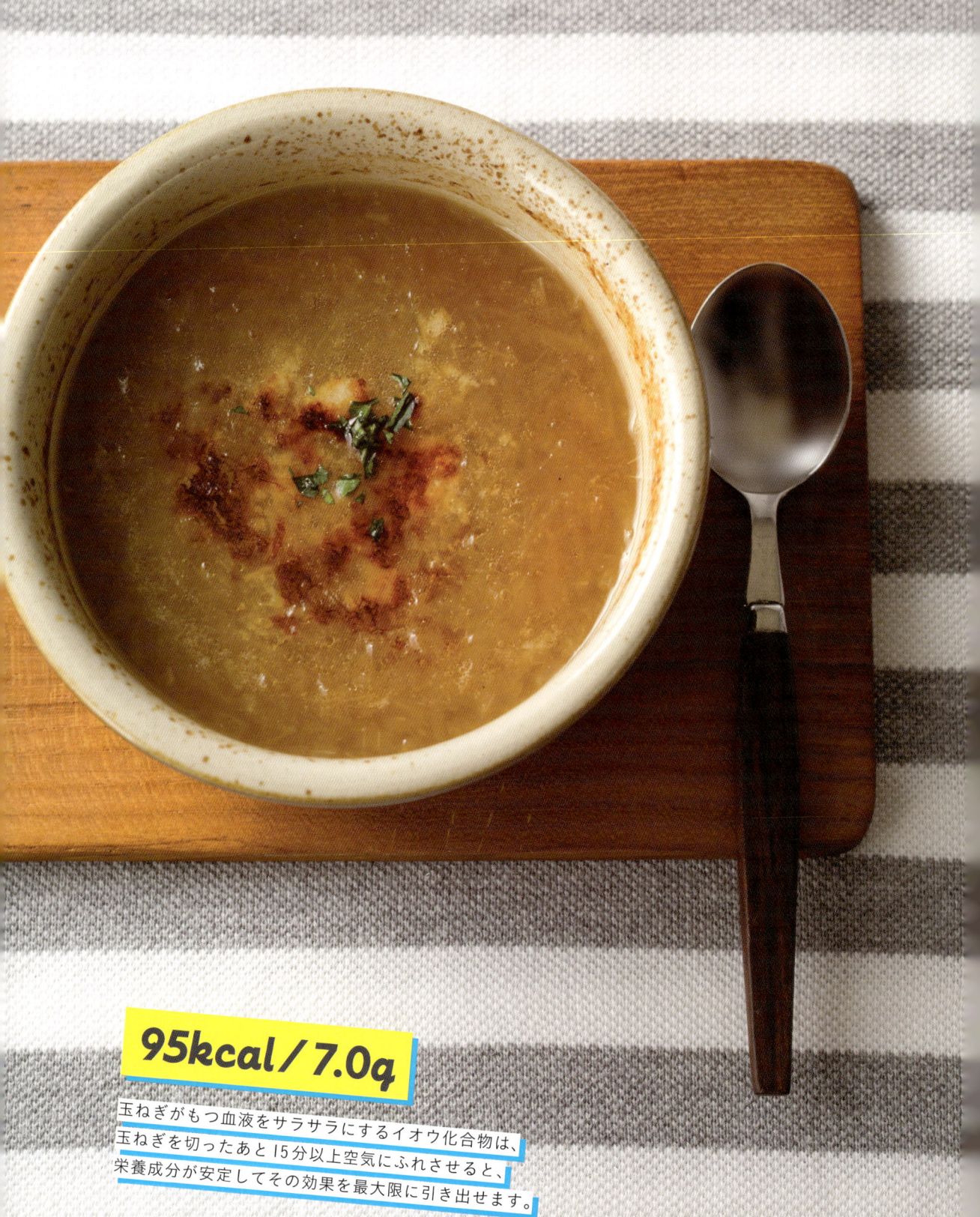

玉ねぎがもつ血液をサラサラにするイオウ化合物は、
玉ねぎを切ったあと15分以上空気にふれさせると、
栄養成分が安定してその効果を最大限に引き出せます。

オニオングラタンスープ

玉ねぎの香ばしさと甘みが存分に味わえます。
食欲のないときでもこれなら大丈夫！

材料と作り方　2人分

玉ねぎ … 1個(200g)
水 … 450㎖
無塩バター … 5g
顆粒コンソメ … 小さじ1
塩・こしょう … 各少々
パルメザンチーズ(粉末) … 大さじ2
イタリアンパセリのみじん切り
　… 適量

1　玉ねぎは縦半分に切って切り口を下にして置き、繊維に垂直にスライスする。
2　厚手の鍋に玉ねぎと水150㎖を入れてふたをし、弱火で30分ほど蒸し煮にしてじっくりと甘みを引き出す。ふたをあけ、水がほとんどなくなるまで煮る。
3　バターを加え、玉ねぎがほんのり色づくまで中火で炒める。残りの水300㎖と顆粒コンソメを加え、ひと煮立ちしたら、塩・こしょうで味をととのえる。
4　耐熱皿に 3 を注ぎ入れ、チーズをふって250℃のオーブンでチーズに焼き色がつくまで焼く。最後にパセリを散らす。

TODA'S ADVICE 10

ダイエットの停滞期の乗り切り方は？

1～2週間我慢するか、運動を取り入れる

人それぞれですが、だいたいダイエットを始めてから約1カ月後、順調にダイエットが進んでいるかと思いきや、体重の減少がストップすることがあります。これがダイエットの停滞期。カロリー&糖質の制限をしたことで体に入ってくるエネルギーが減り、今度は少ないエネルギーで体を維持できるように体が慣れてくるために起こる現象です。ダイエットに失敗しているわけではなく、順調であることの証と考えて、そのままダイエットを続けましょう。1～2週間たつと、また体重が減ってきます。もし、この停滞期を早く抜け出したいと思うのなら、毎日運動すること。停滞期は体重や体脂肪を減らさないようにしようとする体の防御反応なので、運動をして消費エネルギーを増やせば早く乗り越えられます。

MEMO　やせやすくリバウンドしにくい体を目指すなら、
タンパク質をたっぷりとって、運動で筋肉をキープすることを心がける。

98kcal / 4.5g

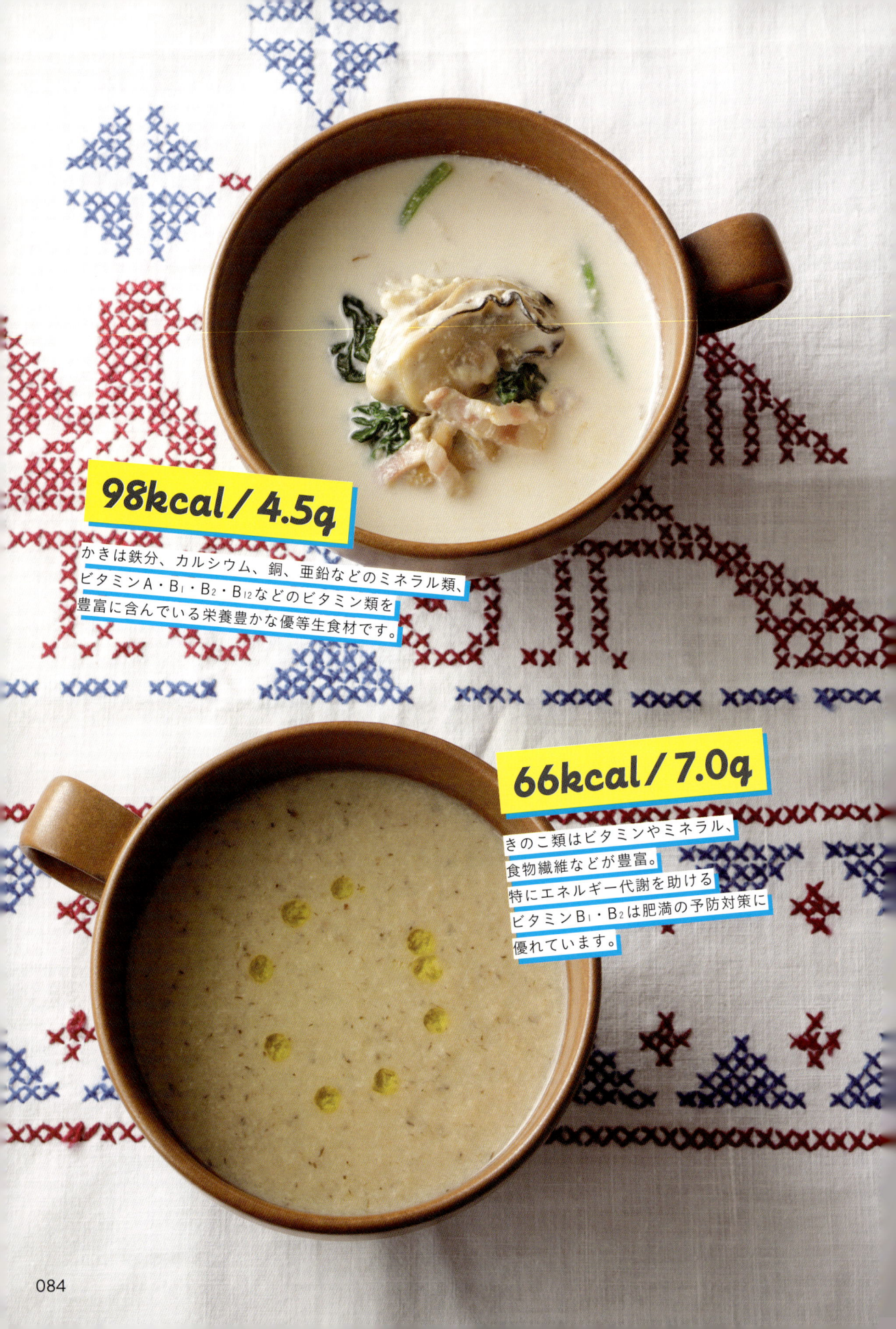

かきは鉄分、カルシウム、銅、亜鉛などのミネラル類、ビタミンA・B₁・B₂・B₁₂などのビタミン類を豊富に含んでいる栄養豊かな優等生食材です。

66kcal / 7.0g

きのこ類はビタミンやミネラル、食物繊維などが豊富。特にエネルギー代謝を助けるビタミンB₁・B₂は肥満の予防対策に優れています。

かきのクリームスープ

ぷりぷりのかきで作るのがおすすめ。
かきと豆乳の相性が抜群の一皿です。

材料と作り方　2人分

かき(生食用) … 8粒(80g)
ベーコン … 1枚(20g)
ほうれん草 … 3株(45g)
塩・こしょう … 各適量
A | 豆乳 … 80㎖
　| 顆粒だし … 小さじ1
　| 水 … 120㎖

1. かきは塩水で洗ってざるに上げる。ベーコンは5㎜幅に切る。鍋に塩少々を入れた湯(分量外)を沸かし、ほうれん草をさっとゆでる。水気をしぼって3㎝幅に切る。
2. 鍋にベーコンを入れ、弱火で炒める。かきを加え、塩・こしょうをふって焦げないように注意しながら軽く炒める。
3. **2** に **A** を加えてひと煮立ちさせ、ほうれん草を加えて、塩・こしょうで味をととのえる。

きのこのポタージュ

こっくりとしたきのこの味を楽しんで！
しっかり煮込んでからミキサーにかけるのがコツです。

材料と作り方　2人分

玉ねぎ … 1/4個(50g)
エリンギ … 1本(20g)
まいたけ … 1/2パック(50g)
しめじ … 1/2パック(50g)
にんにくのみじん切り … 1/2片分
牛乳(低脂肪) … 150㎖
顆粒コンソメ … 小さじ1
塩・こしょう … 各適量
オリーブオイル(仕上げ用) … 適量

1. 玉ねぎとエリンギは薄切りにする。まいたけとしめじは石づきを取ってほぐす。
2. 鍋ににんにく、玉ねぎ、**1** のきのこ類の順に入れ、塩少々と鍋底から1㎝ほど水(分量外)を入れて弱火〜中火にかけ、蒸し煮にする。玉ねぎが透き通ったら、牛乳と顆粒コンソメを加え、ふつふつとしてきたら弱火にし(沸騰させない)、塩・こしょうで味をととのえてさらに20分ほど煮る。火から下ろして粗熱を取る。
3. ミキサーに **2** を入れてピューレ状になるまで撹拌し、再び鍋に戻して温め、塩・こしょうで味をととのえる。器に注ぎ、オリーブオイルをたらす。

MEMO 運動するなら朝食前と夕食前がおすすめ。
ウォーキングなどの有酸素運動を行うと脂肪が燃焼しやすいので、ダイエット効果が高まる。

30kcal / 4.0g

しじみに含まれるオルニチンというアミノ酸は、
アルコールの分解を助けて肝機能を向上。
基礎代謝もアップするので
ダイエットや筋力アップにも役立ちます。

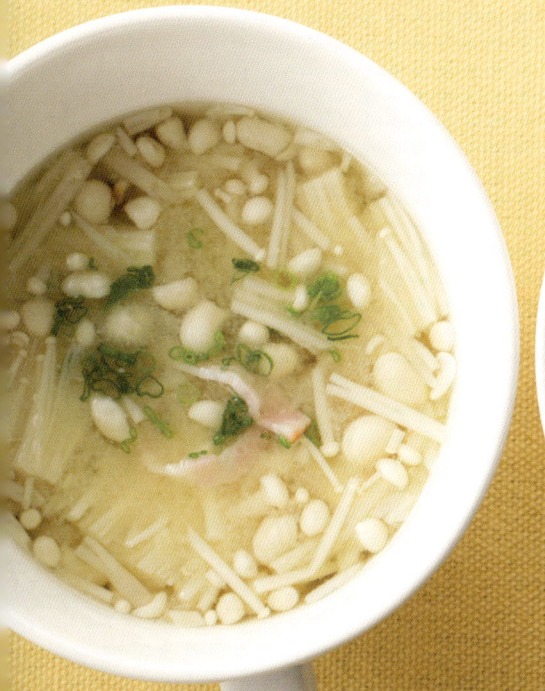

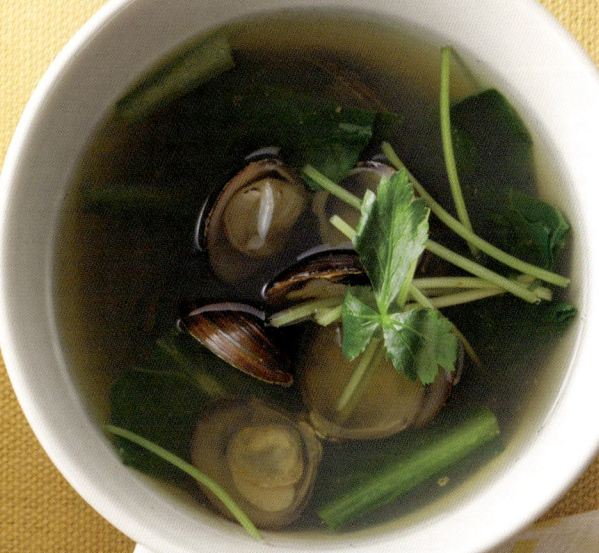

94kcal / 4.0g

えのきたけに多く含まれているビタミンB₁には
糖質の分解吸収を助ける働きがあります。
食物繊維も多く、
コレステロールの排出や便秘の改善にも効果的です。

えのきとベーコンのみそ汁

ホッと心が和むみそ汁。
ベーコンが風味とコクをアップします。

材料と作り方　2人分

だし昆布(3cm) … 1枚
ベーコン … 1枚(20g)
えのきたけ … 1/2パック(50g)
水 … 350mℓ
顆粒だし … 小さじ1/2
みそ … 大さじ2

1　水にだし昆布を入れて30分おく。ベーコンは細切り、えのきたけは石づきを取って1/4長さに切る。
2　鍋にベーコンを入れて弱火にかける。ベーコンがしんなりしてきたら1を加えて中〜強火にし、沸騰直前に昆布を取り出す。ひと煮立ちしたら中火にする。
3　顆粒だしとえのきたけを加え、ひと煮立ちしたら火を止めてみそを溶かし入れる。

しじみと三つ葉のお吸いもの

さっぱり味のお吸いものは和食に添えて。
三つ葉の風味がおいしさの後押し役です。

材料と作り方　2人分

しじみ … 60g
だし昆布(3cm) … 1枚
水 … 350mℓ
A　顆粒だし … 小さじ1/2
　　みりん … 小さじ1/2
　　酒 … 大さじ1
　　薄口しょうゆ … 小さじ1
しょうがのしぼり汁 … 小さじ1
小松菜 … 1株(50g)
三つ葉 … 適量

1　しじみは砂抜きして洗う。水にだし昆布を入れて30分おく。
2　鍋に1を入れて中〜強火にかけ、沸騰直前で昆布を取り出し、アクをすくう。Aを加えて弱火にし、しじみの口が開いたらしょうが汁を加える。
3　鍋に塩少々を入れた湯(分量外)を沸かし、小松菜をゆでる。水気をしぼって3cm長さに切る。
4　器に3を入れて2を注ぎ、刻んだ三つ葉をのせる。

> **MEMO** 水分は、水やお茶を一度にたくさん飲まずに小分けにして、トータルで1日2ℓ程度を摂取する。

62kcal / 4.0g

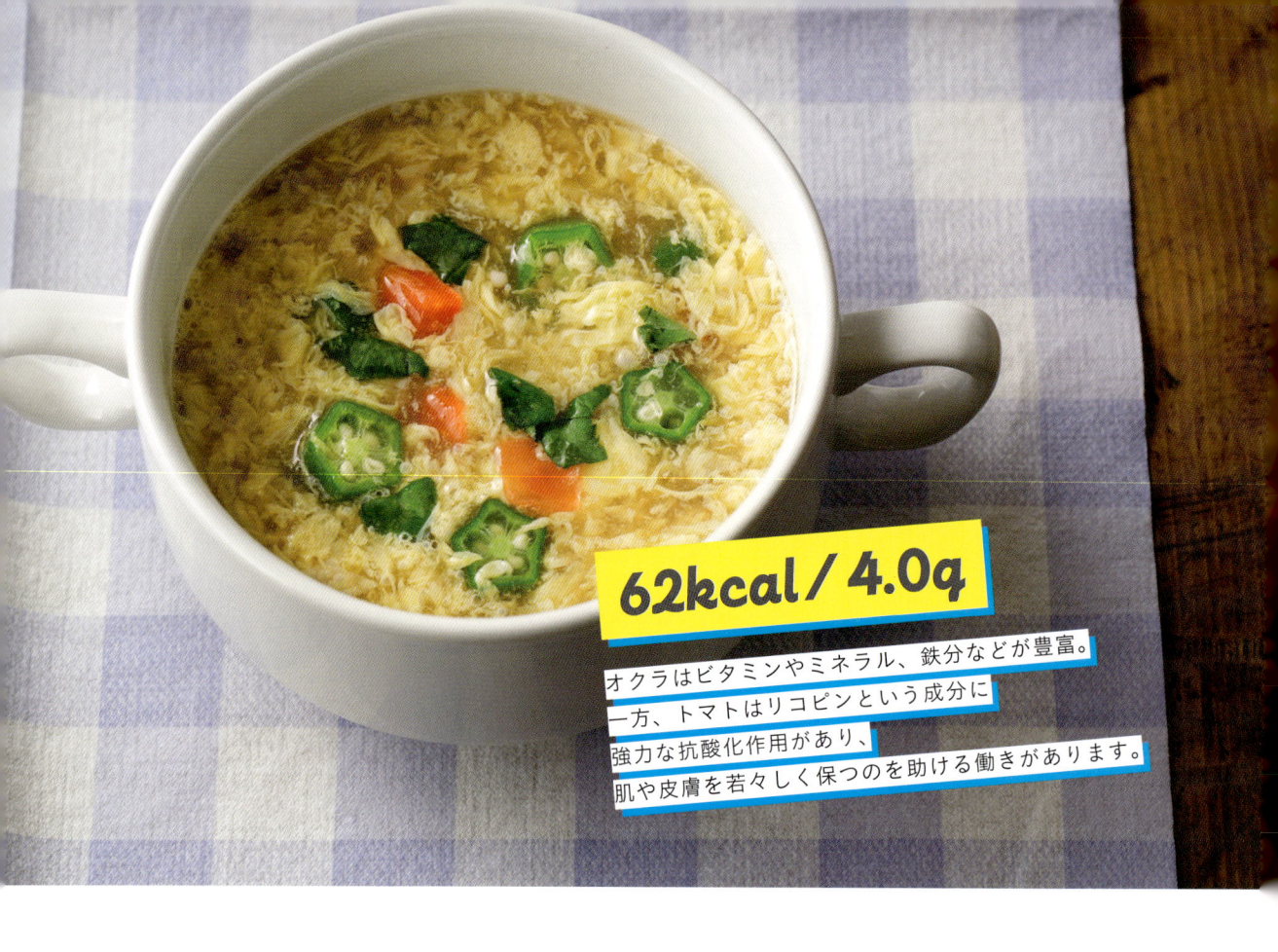

オクラはビタミンやミネラル、鉄分などが豊富。一方、トマトはリコピンという成分に強力な抗酸化作用があり、肌や皮膚を若々しく保つのを助ける働きがあります。

オクラとトマトの卵スープ

できたてのアツアツを召し上がれ！
彩りがきれいなので食卓が豪華になります。

材料と作り方　2人分

オクラ … 4本
トマト … 1/2個(50g)
A　顆粒鶏がらスープ … 小さじ1
　　顆粒コンソメ … 小さじ1
　　しょうゆ … 小さじ1
　　水 … 350㎖
　　片栗粉 … 小さじ1
塩・こしょう … 各適量
溶き卵 … 1個分
バジルの葉 … 適量

1 オクラは塩少々でこすり洗いをしてうぶ毛を取り、1cm厚さに切る。トマトは1cm角に切る。
2 鍋に A とオクラを入れて中火にかけ、ひと煮立ちしたらトマトを加え、塩・こしょうで味をととのえる。弱火にし、溶き卵を線を描くようにまわし入れる。
3 器に注ぎ、バジルを手でちぎって散らす。

MEMO　「水で太る」は間違い。ただし塩分や糖分をとり過ぎると余分な水分が体内にたまってむくみ、体重が増えることも。この場合は薄味の食事にする。

97kcal / 5.5g

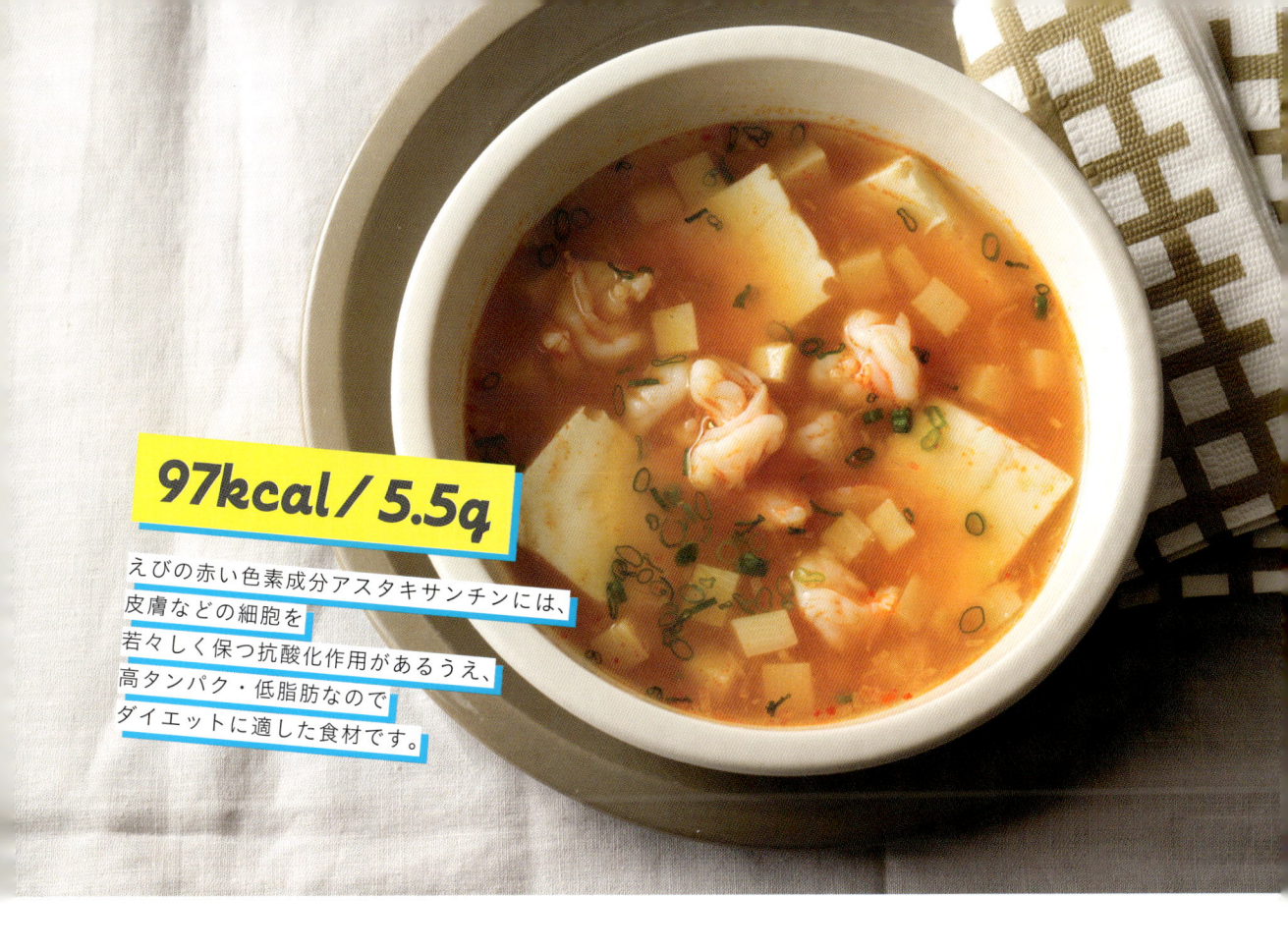

えびの赤い色素成分アスタキサンチンには、
皮膚などの細胞を
若々しく保つ抗酸化作用があるうえ、
高タンパク・低脂肪なので
ダイエットに適した食材です。

えびチリスープ

具だくさんのスープなので栄養満点！
豆腐入りなのでお腹が膨らむ一品です。

材料と作り方　2人分

むきえび … 50g
たけのこ(水煮) … 40g
ごま油 … 小さじ1
しょうがのみじん切り … 小さじ2
長ねぎのみじん切り … 小さじ2
A　豆板醤、ラカントS … 各小さじ1
　　トマトケチャップ … 大さじ1
　　顆粒鶏がらスープ … 大さじ1/2
　　水 … 300㎖
絹ごし豆腐 … 1/3丁(100g)
塩・こしょう … 各適量
万能ねぎの小口切り … 適量

1　えびは塩ひとつまみ(分量外)と片栗粉少々(分量外)をまぶしてもみ洗いをし、半分に切る。たけのこは5㎜角に切る。
2　鍋にごま油を入れ、しょうがと長ねぎを弱火で炒める。香りが立ってきたら、1を加えて炒める。
3　えびの色が変わったらAを加え、ひと煮立ちさせる。食べやすい大きさに切った絹ごし豆腐を加え、塩・こしょうで味をととのえる。
4　器に注ぎ、ねぎを散らす。

MEMO　外食での3つの心得。①甘いものは午前中か昼食に。②炭水化物や甘いものは夕食で食べない。③寝る3時間前は食べない。

95kcal / 7.0g

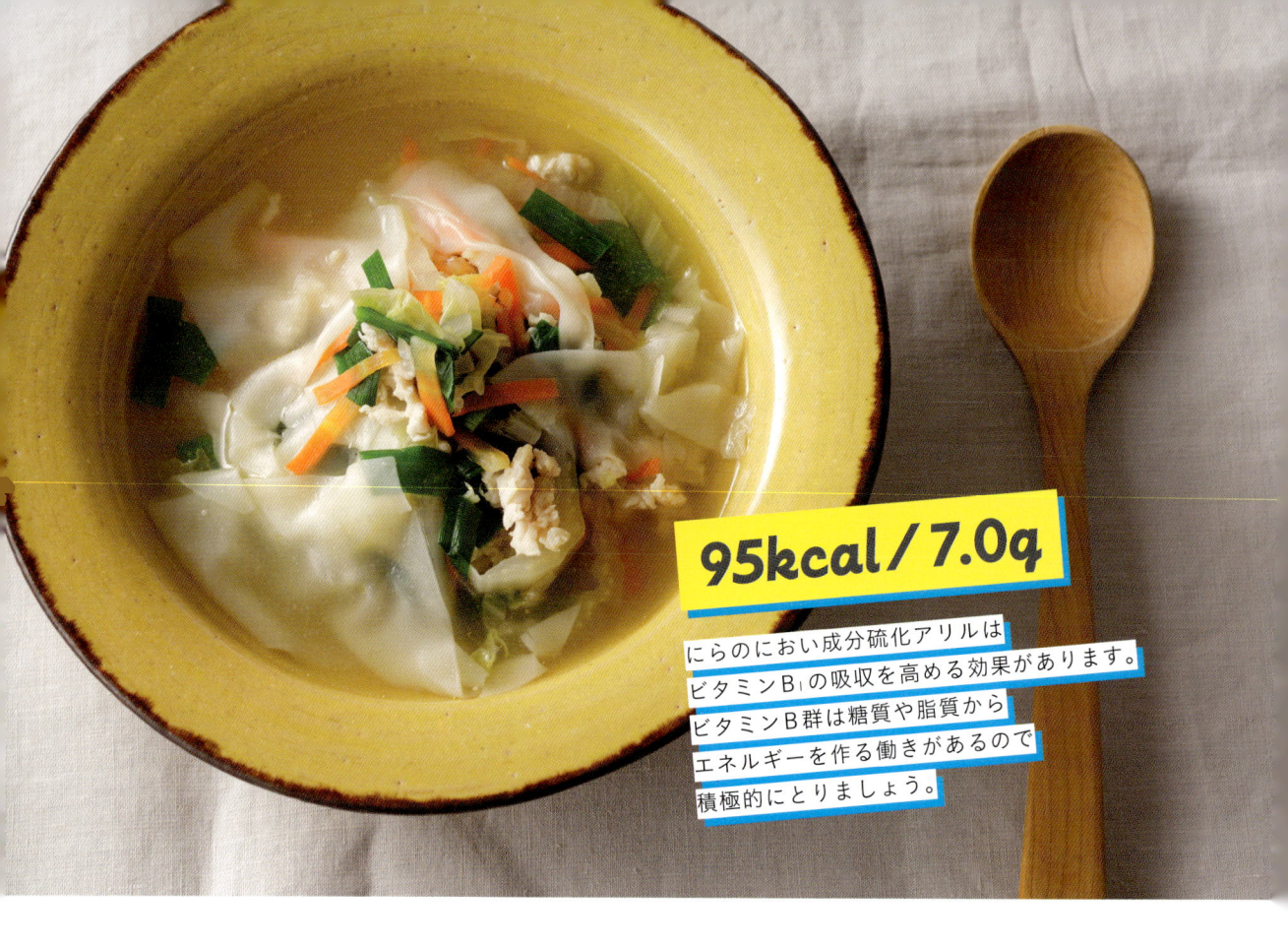

にらのにおい成分硫化アリルはビタミンB₁の吸収を高める効果があります。ビタミンB群は糖質や脂質からエネルギーを作る働きがあるので積極的にとりましょう。

鶏肉と野菜のワンタンスープ

ボリューム満点でさっぱり味のスープ。
ごま油の風味が隠し味です。

材料と作り方　2人分

- にんじん … 1/4本(20g)
- 白菜 … 大1/2枚(50g)
- にら … 1/4束(20g)
- ワンタンの皮 … 4枚
- 鶏ひき肉 … 60g
- A
  - 顆粒コンソメ … 小さじ1
  - 顆粒鶏がらスープ … 小さじ1
  - 水 … 400mℓ
- しょうがのみじん切り … 小さじ1
- 塩・こしょう … 各少々
- ごま油(仕上げ用) … 小さじ1/4

1. にんじんと白菜は細切りにする。にらは3cm長さに切る。ワンタンの皮は1/4に切る。
2. 鍋にひき肉を入れて弱火にかけ、箸でほぐしながら炒める。肉の色が変わったらAを加えてひと煮立ちさせ、アクを取る。
3. 2ににんじんを加えて煮、しんなりしたら白菜、しょうがの順に加え、野菜に火が通ったら、にらとワンタンの皮を入れる。ワンタンの皮が透き通ったら火を止める。
4. 塩・こしょうで味をととのえ、器に注ぐ。香りづけにごま油をたらす。

MEMO 体重が減ったのに体脂肪率が変わらないときは要注意。脂肪が減る以上に筋肉が落ちている可能性が。タンパク質の摂取量を増やして運動を心がける。

あると便利な常備菜

主菜や副菜でもう1品ほしいときのお助けおかずになるのが、ここでご紹介する常備菜です。どれも保存がきくので、メニューに困ったときにお役立ちです。肉、魚、野菜を主役にした常備菜があれば万全。お酒のおつまみとしても活用できます。

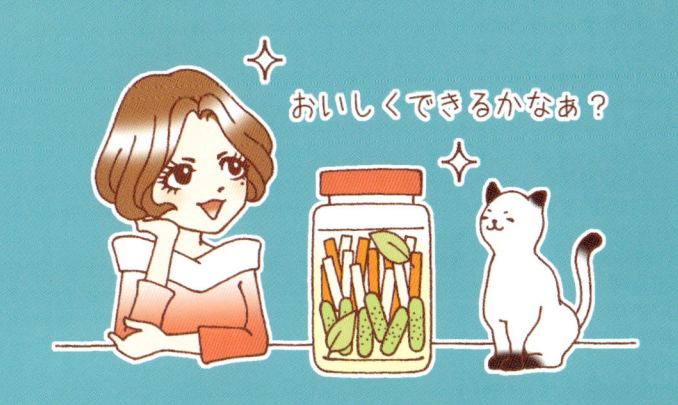

おいしくできるかなぁ？

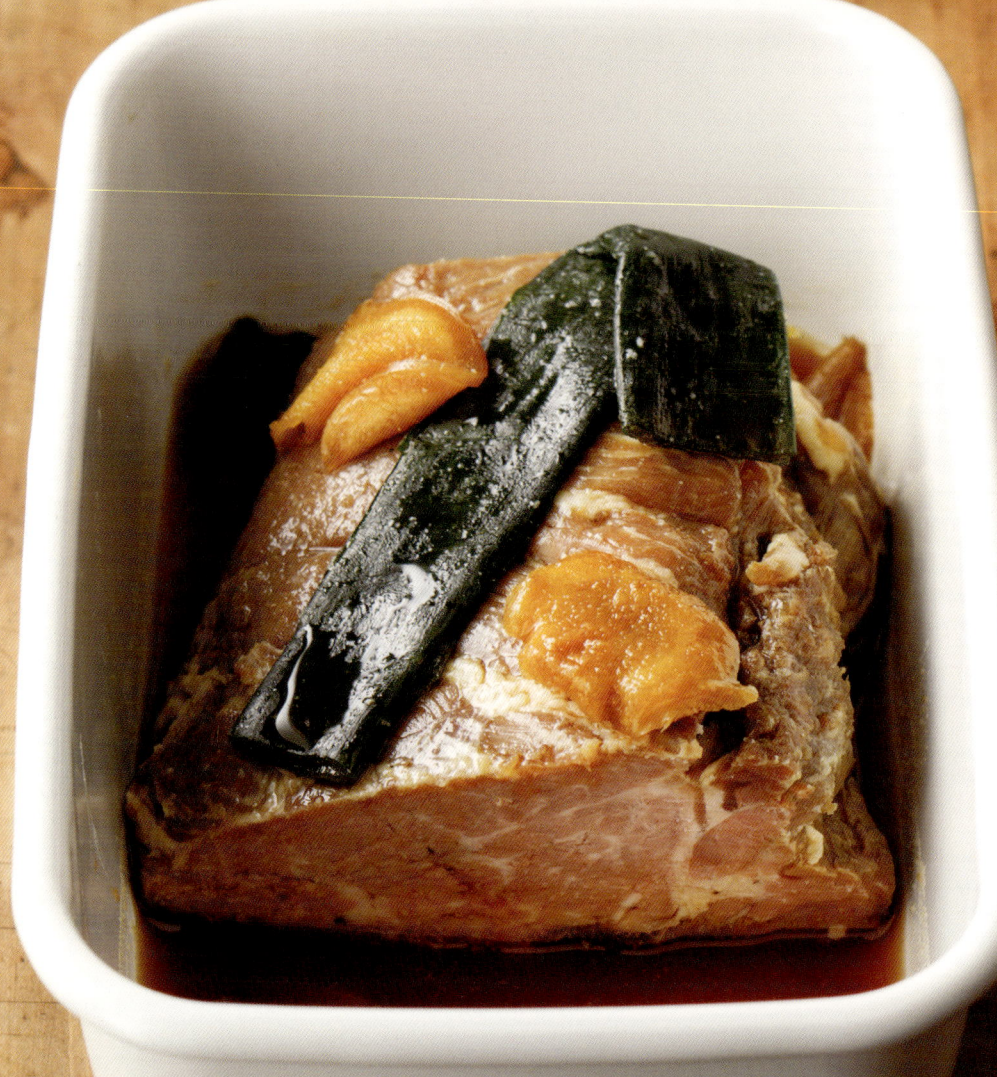

1枚12g

40kcal／1.5g

豚肉はビタミンB₁が豊富で、
牛肉の約10倍あります。
ビタミンB₁は糖質の代謝を促し、
疲労回復やイライラを防ぐ働きがあるので
常備菜にしておくと便利です。

簡単チャーシュー

肉の中まで味がしっかりしみ込んでいます。
生野菜と合わせるとおいしいですよ。

材料と作り方　作りやすい分量

豚肩ロース(ブロック) … 320g
A　酒 … 大さじ2
　　しょうゆ … 大さじ2
　　はちみつ … 大さじ1
　　みりん … 大さじ1
　　オイスターソース … 大さじ1
長ねぎの青い部分 … 1本分
しょうがの薄切り … 6枚

1. 豚肉全体にフォークをさして味をしみ込みやすくする。
2. 耐熱皿にAを混ぜて流し込み、長ねぎとしょうがを入れる。1を片面ずつ各20分漬け込む。
3. 2にラップをかけ、電子レンジで6分加熱し、そのまま6分置く。肉を裏返して再びラップをかけ、6分加熱して粗熱を取り、漬け汁ごと保存袋に入れて一晩冷蔵庫で寝かせる。
4. 肉を取り出して2mm厚さに切る。

＊冷蔵庫で約1週間保存可能。

《 簡単チャーシューの活用例 》

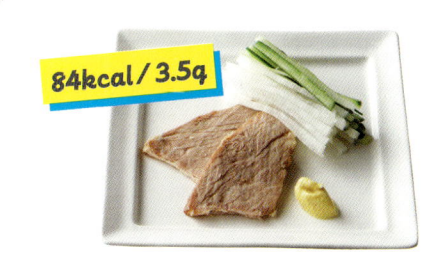

84kcal／3.5g

大根ときゅうりの野菜巻き

作り方(2人分)
チャーシュー4枚、大根ときゅうりのせん切り各20gを器に盛り、練りがらしを添える。

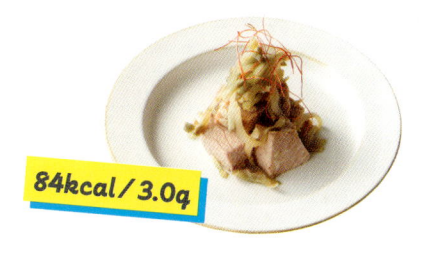

84kcal／3.0g

ザーサイ和え

作り方(2人分)
チャーシュー4枚分を8mmのサイコロ状に切る。器に盛り、せん切りにしたザーサイ20gをのせ、糸唐辛子を添える。

MEMO　基礎代謝量は10代をピークに少しずつ低下し、40代以降は急激に低くなる。適度な運動とタンパク質、鉄分、カルシウムなどを含むバランスのよい食事を心がけて。

大さじ1（約20g）

22kcal／1.5g

肉を食物繊維が多い食材といっしょに調理すれば、肉の旨みが他の食材に移ります。少量でも野菜たっぷりの肉みそをさらに他の野菜と組み合わせれば栄養満点です。

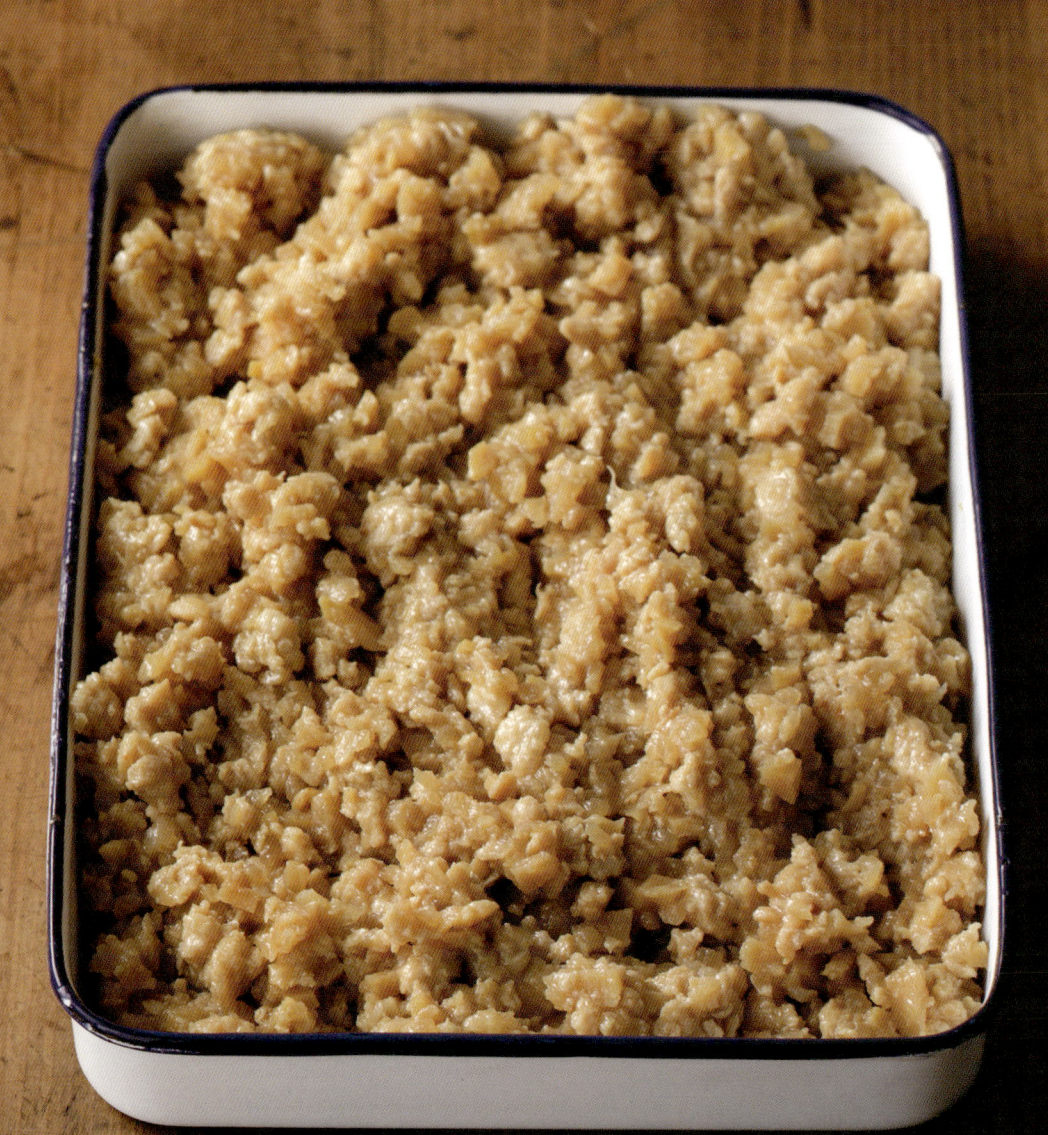

肉みそ

ちょっと濃いめの味にするのがポイント。
葉もの野菜で巻くだけでおかずが一品できます。

材料と作り方　作りやすい分量

鶏ひき肉 … 300g
サラダ油 … 大さじ1
にんにくのみじん切り … 1片分
しょうがのみじん切り … 20g
玉ねぎのみじん切り … 200g
こんにゃくのみじん切り … 1枚分
たけのこの水煮のみじん切り
　… 200g
A｜みそ … 大さじ2
　｜しょうゆ、みりん、酒
　｜　… 各50ml
　｜砂糖 … 大さじ1
　｜顆粒だし … 小さじ2
塩・こしょう … 各適量

1　フライパンにサラダ油、にんにく、しょうがを入れて弱火にかけ、炒める。香りが出てきたら玉ねぎを加え、透き通るまで中火で炒める。
2　1にひき肉を加えて炒め、表面の色が変わったらこんにゃくとたけのこを加えてさらに炒める。
3　全体に火が通ったら合わせたAを加え、水気がなくなるまで煮詰めて塩・こしょうで味をととのえる。

＊ 冷蔵庫で約1週間保存可能。

《 肉みその活用例 》

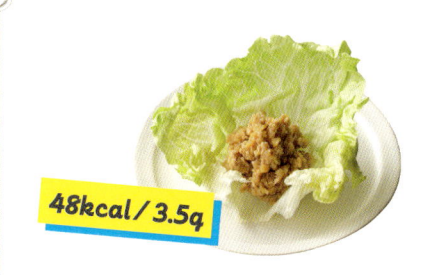

48kcal / 3.5g

レタス包み

作り方（1包み分）
レタスの葉1枚に肉みそ大さじ2を包む。

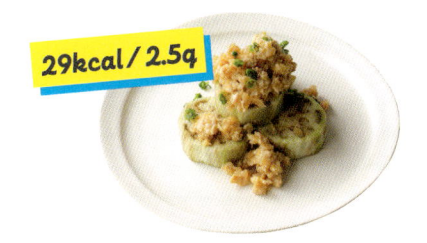

29kcal / 2.5g

蒸しなすの肉みそがけ

作り方（2人分）
なすは皮をむき、8等分の輪切りにして水にさらし、数分置いてから水気をきる。塩少々ふって器に並べ、ラップをかけて電子レンジで30秒加熱する。肉みそ大さじ2をかけ、さらに30秒〜1分加熱して万能ねぎ適量を散らす。

MEMO　バナナは朝ではなく、夕食でご飯、パンの代わりに食べるのがベスト。血糖値の上昇が低く抑えられて寝ている間に脂肪燃焼が進む。

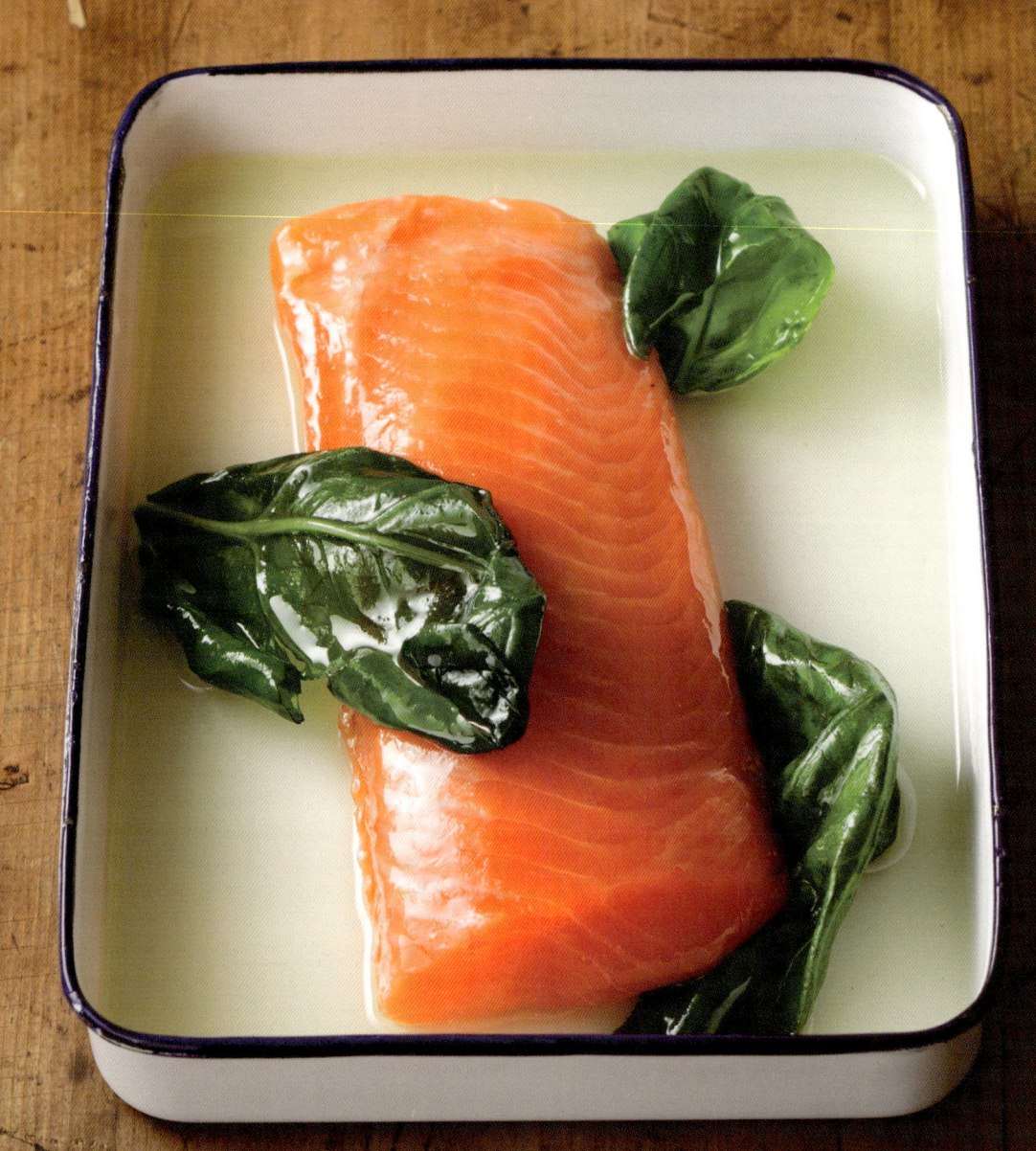

1枚7g

10kcal / 0.0g

サーモンの赤い色素の正体は、
強力な抗酸化作用をもつアスタキサンチン酸。
肌や皮膚、粘膜などの細胞を
若々しく保つのを助けるので女性の強い味方です。

サーモンマリネ

サーモンの旨みをオリーブオイルでとじ込めました。
ほのかに香るバジルの風味がさわやか。

材料と作り方　作りやすい分量

サーモン（刺し身用）… 200g
塩 … 小さじ2
オリーブオイル … 適量
バジルの葉 … 5枚

1. サーモンの表面に塩をまぶし、ラップをぴっちりと巻いて器にのせ、冷蔵庫に一晩置く。
2. ペーパータオルで表面の水をふき取って保存容器に入れ、漬かるくらいのオリーブオイルと手でちぎったバジルを入れてさらに1晩置き、2mm幅に切る。

＊ 冷蔵庫で約1週間保存可能。

《 サーモンマリネの活用例 》

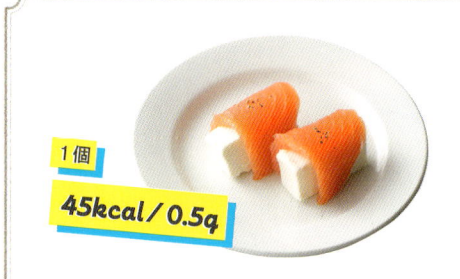

1個　45kcal / 0.5g

クリームチーズのサーモンのせ

作り方（1個分）
クリームチーズ10gを棒状に切り、サーモンマリネ1枚をかぶせて粗びき黒こしょうをふる。

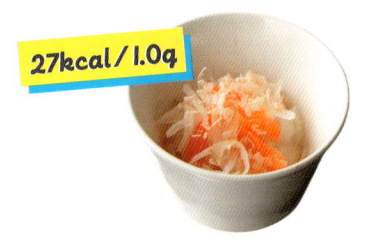

27kcal / 1.0g

サーモンのオニオンスライス和え

作り方（2人分）
ボウルに水にさらしたオニオンスライス1/6個分と細切りにしたサーモンマリネ3枚分、酢小さじ1/2を入れて和え、かつおぶし1/2パックをかける。

MEMO　夕食のご飯の代わりに豆腐や納豆を！ ブドウ糖が脂肪に変わるのを防ぐ大豆サポニンや、脂肪の代謝を促す大豆レシチンなどダイエット効果の高い成分を含む。

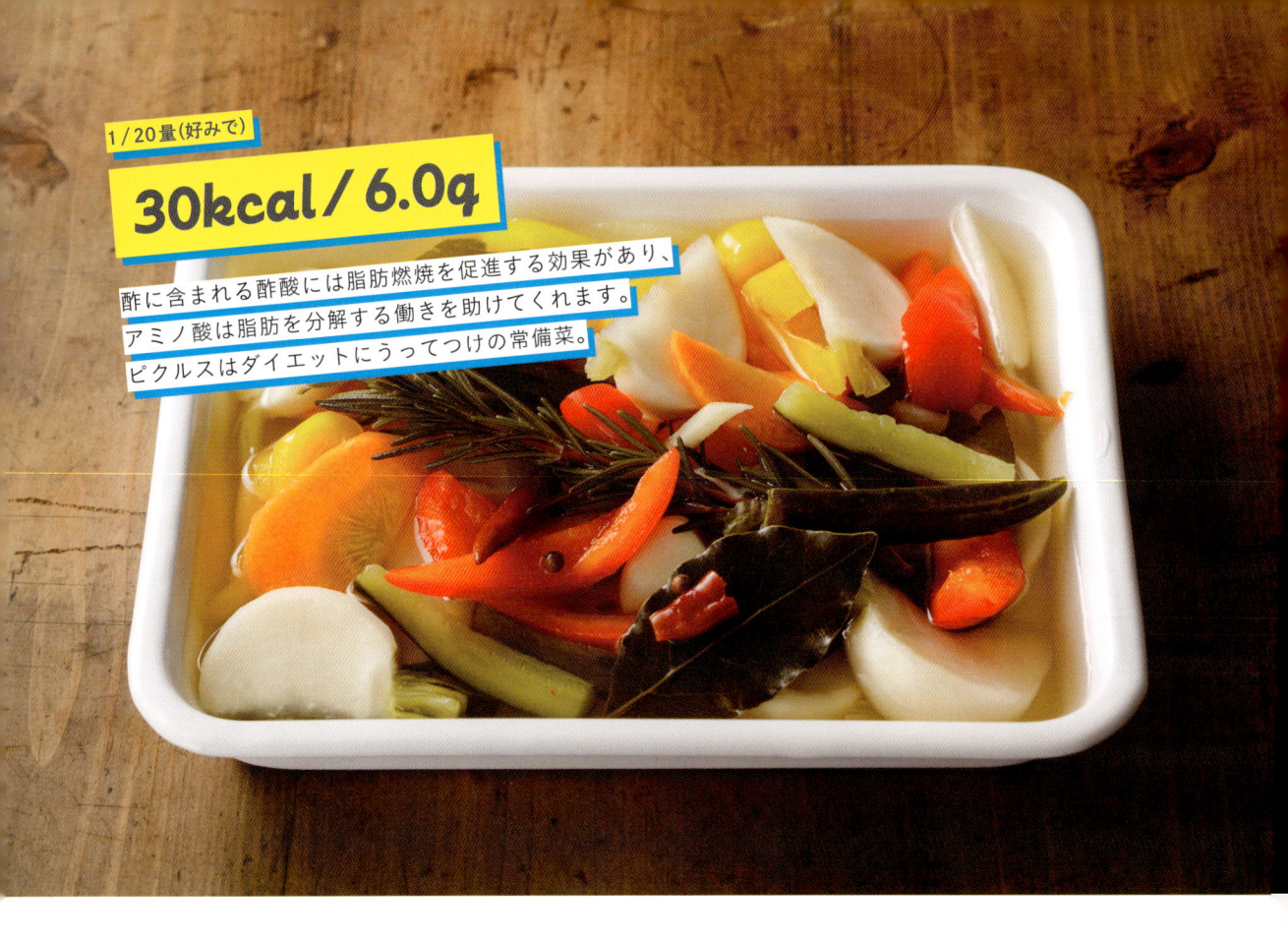

1/20量(好みで)
30kcal / 6.0g

酢に含まれる酢酸には脂肪燃焼を促進する効果があり、
アミノ酸は脂肪を分解する働きを助けてくれます。
ピクルスはダイエットにうってつけの常備菜。

ピクルス

材料と作り方　作りやすい分量

常備菜の王様の登場です。
もう1品ほしいときの救世主になるはず。

A
- 白ワインビネガー … 300g
- はちみつ … 150g
- 水 … 700ml

B
- にんにく … 2片
- 赤とうがらし … 1本
- 白粒こしょう … 10粒
- ローリエ … 3枚
- ローズマリー … 1枝
- 塩 … 小さじ1

- きゅうり … 5本
- かぶ … 5個
- パプリカ(赤・黄) … 各1個
- にんじん … 1本
- セロリ … 2本
- 塩 … 適量

1. 野菜はそれぞれ好みの大きさに切り、バットにひろげて塩をふる。しばらく置いて水分が出てきたら、ペーパータオルで水気をしっかりふき取る。
2. 鍋に **A** を入れて沸騰させ、酸味をとばす。**B** を加え、ひと煮立ちさせる。
3. **2** を **1** にかける。ラップをかけ、粗熱がとれたら保存容器に移す。

＊ 冷蔵庫で2〜3週間保存可能。

MEMO お茶を飲むならウーロン茶。ウーロン茶ポリフェノールが体内で脂肪吸収を抑える効果がある。食事中に飲むと脂肪分を体内に吸収しにくくなる。

デザート

甘いものが食べたいときだってあるはず。そんなときはカロリーと糖質を抑えたデザートを。ここでは小麦粉を使わないケーキや極力砂糖を使わないデザートをご紹介します。カロリーオーバーしないように気をつけて楽しいティータイムのお供にしてください。

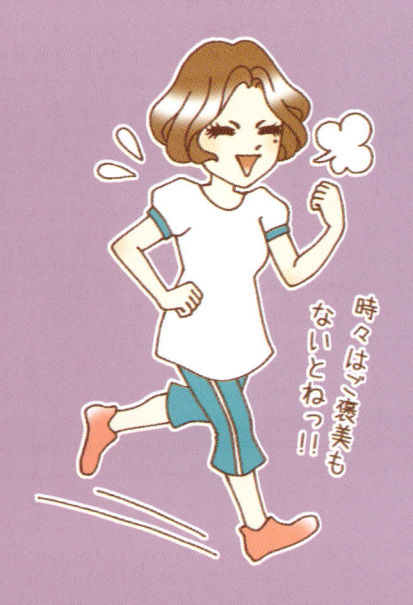

時々はご褒美もないとねっ!!

1/8ピース

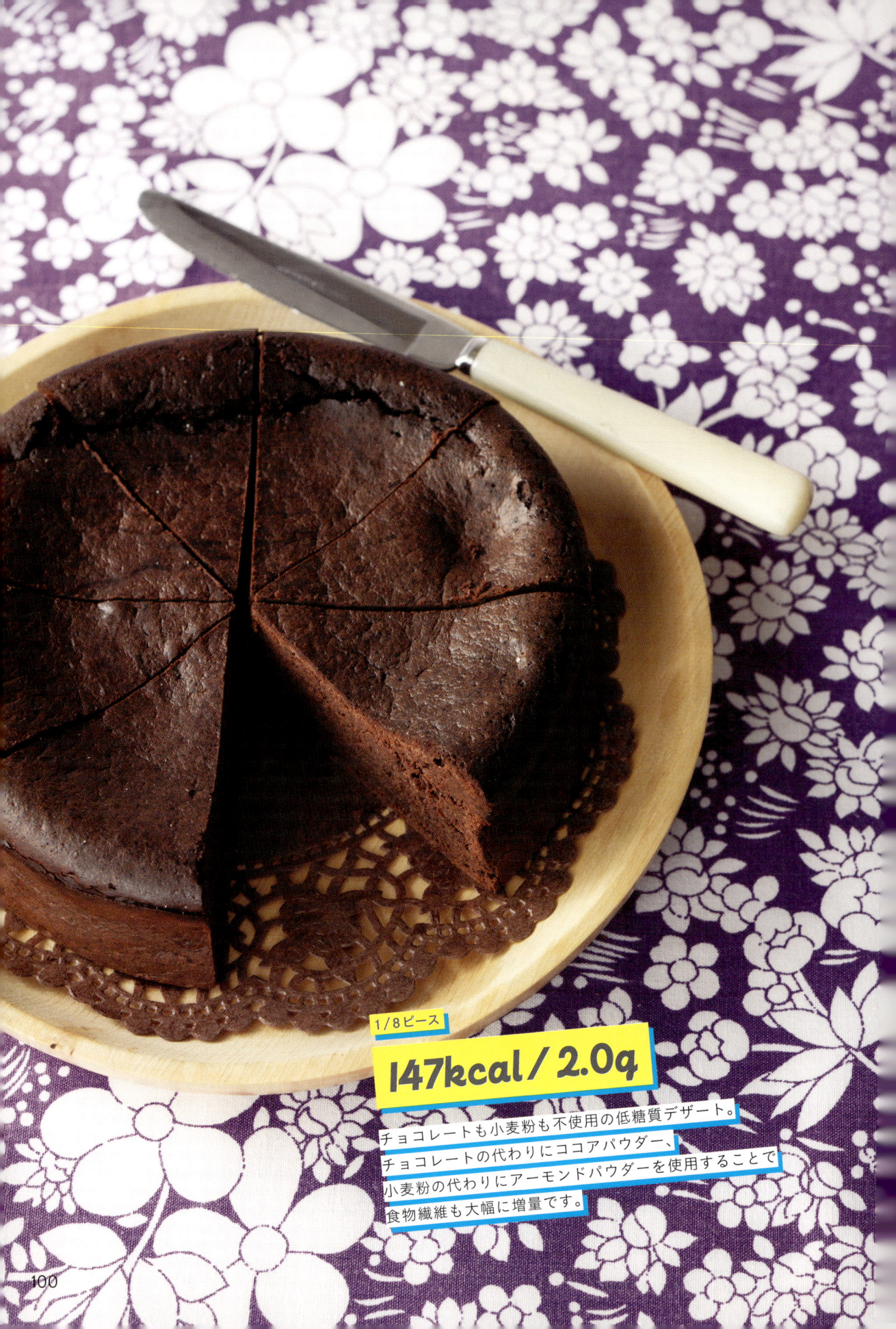

147kcal / 2.0g

チョコレートも小麦粉も不使用の低糖質デザート。
チョコレートの代わりにココアパウダー、
小麦粉の代わりにアーモンドパウダーを使用することで
食物繊維も大幅に増量です。

ガトーショコラ

チョコレートも小麦粉も使っていないのに、
コクも甘みも満足できるケーキです。

材料と作り方　直径15cmの丸型1台分

卵 … 2個
バター … 40g
ココア … 50g
アーモンドパウダー … 20g
ラカントS … 70g
生クリーム … 100ml
ブランデー … 大さじ1

1. 卵は卵黄と卵白に分ける。バターは湯せんにかけて溶かす。ココアとアーモンドパウダーは合わせてふるう。
2. ボウルに卵黄とラカントS50gを入れ、湯せんで温めながら泡立て器で混ぜる。クリーム色になってもったりしてきたら、バター、生クリーム、ブランデー、1のココアとアーモンドパウダーを加えてざっくり混ぜる。
3. 別のボウルに卵白と残りのラカントSを入れ、泡立て器でツノが立つまで泡立ててメレンゲを作る。
4. 3に2を3回に分けて加え、その都度よく混ぜる。
5. ツヤが出るまで混ぜたら型に流し込み、160℃のオーブンで約40分焼く。串を刺して何もついてこなければ焼き上がり。

TODA'S ADVICE 11

口寂しいときに満足感を得る秘訣は？

口を動かして唾液を出すと食欲が抑えられる

食事をしたあと、なんとなく口がものたりなくて、ついついスナックや甘いものに手を伸ばしてしまいがち。これはカロリーオーバーを招くもとです。こんなときは口を動かして唾液を出すのが一番。唾液が出ると脳の満腹中枢を刺激して食べたい欲求が抑えられます。口をもぐもぐ動かすだけでもいいし、シュガーレスガムをかむだけでもOK。おしゃぶりこんぶなどもローカロリーでかみごたえがあるので、しっかりかんで食べれば口寂しさは解消できます。やみくもに手を伸ばさず、ダイエットに効果的な食べものを選んで唾液を出すように心がけましょう。

> **MEMO**　季節にあったものを食べて代謝アップ！　夏はきゅうりやなすなどの体を冷やす食べもの、冬は長ねぎやしょうがなどの温めるものを食べると代謝がアップする。

1/8ピース

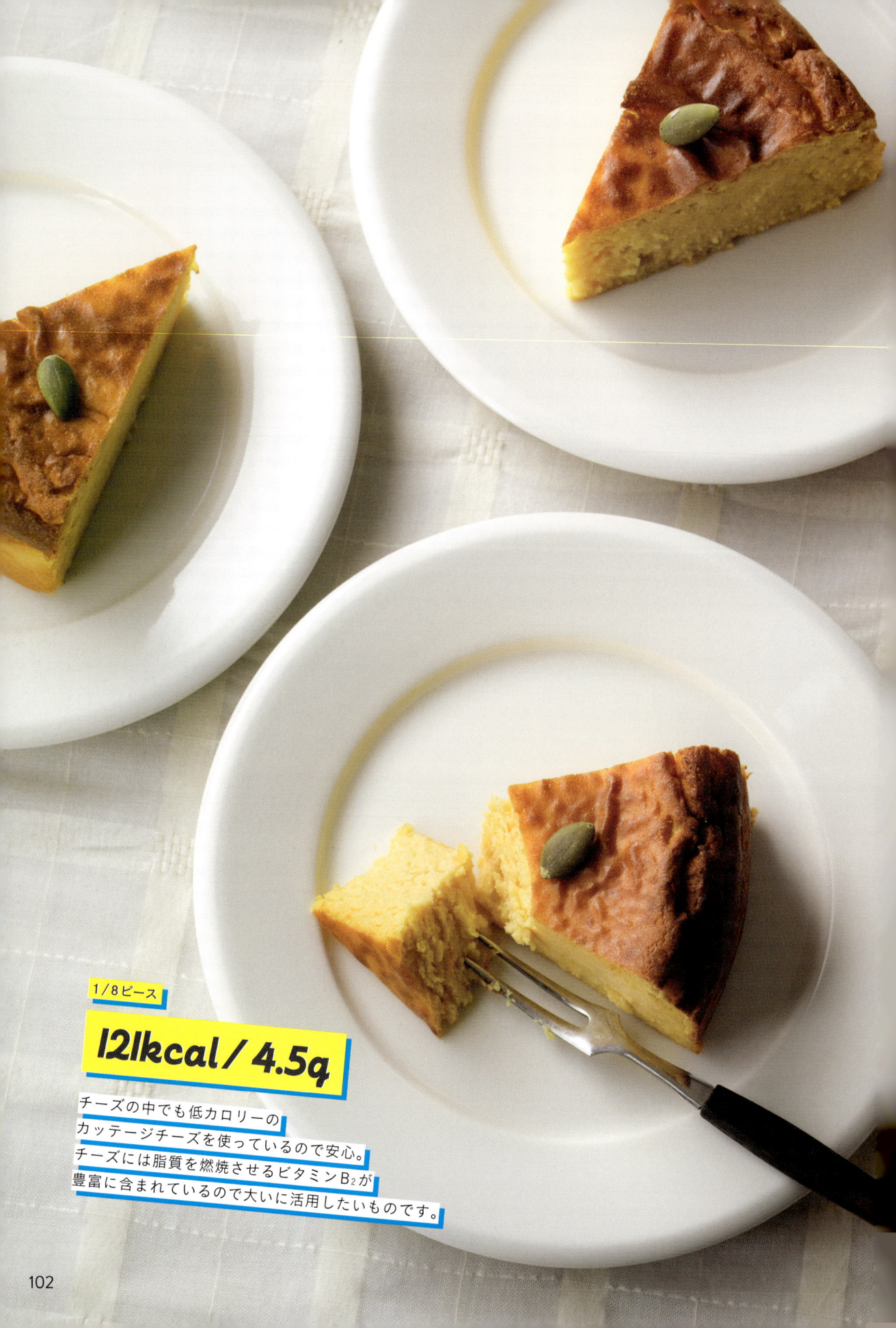

121kcal / 4.5g

チーズの中でも低カロリーの
カッテージチーズを使っているので安心。
チーズには脂質を燃焼させるビタミンB_2が
豊富に含まれているので大いに活用したいものです。

かぼちゃのチーズケーキ

栄養満点のかぼちゃが主役のケーキ。
かぼちゃ本来のやさしい甘みが口の中に広がります。

材料と作り方　直径15cmの丸型1台分

かぼちゃ（皮をむいて種を取ったもの）
　… 150g
カッテージチーズ … 200g
卵(L玉) … 2個(130g)
生クリーム … 100ml
ラカントS … 50g
オレンジ果汁 … 小さじ1
パンプキンシード … 適宜

1. かぼちゃは3cm幅に切る。表面を水でぬらしてビニール袋に入れ、電子レンジで5〜7分加熱する。
2. フードプロセッサーに 1 とパンプキンシード以外のすべての材料を入れ、なめらかになるまで撹拌する。
3. 型に流し込み、トントンとたたいて空気を抜き、160℃のオーブンで約40分焼く。
4. 型から出してカットし、好みでパンプキンシードを飾る。

TODA'S ADVICE 12

「3時のおやつを食べちゃった！」ときは？

リセットすれば問題なし！

甘い誘惑にもしも負けたときは、その日のうちにリセットすれば大丈夫。糖質30gのお菓子を食べたなら、30gの糖質を消費すればいいのです。その方法は夕方や夜にウォーキングをすること。もちろんウォーキング以外の運動でもOKですが、ここではだれでもすぐにできる運動としてウォーキングを例にあげます。
例えば、50kgの女性が1時間ウォーキングをした場合、
消費カロリー＝50kg×4METS（ウォーキングの運動強度）×1時間＝200kcal
このうち糖質の量＝
200kcal×6/10（糖質は消費エネルギーの60％）÷4kcal（糖質1gのエネルギー）＝30g
つまり1時間のウォーキングで30gの糖質がクリアになり、リセットされたことになります。そして夕食は蒸し野菜などの糖質量の低いものを選んで、就寝前に血糖値を下げればもう安心です。

MEMO　短期間でやせたいなら夕食の糖質を抑えよう。
夕食を無糖ヨーグルトとバナナだけにすると糖質25gに抑えられるので短期間で効果絶大。

149kcal／9.0g

すべて生クリームで作るのではなく、半分は豆乳を使っているのでカロリーカットと食物繊維量をアップできます。

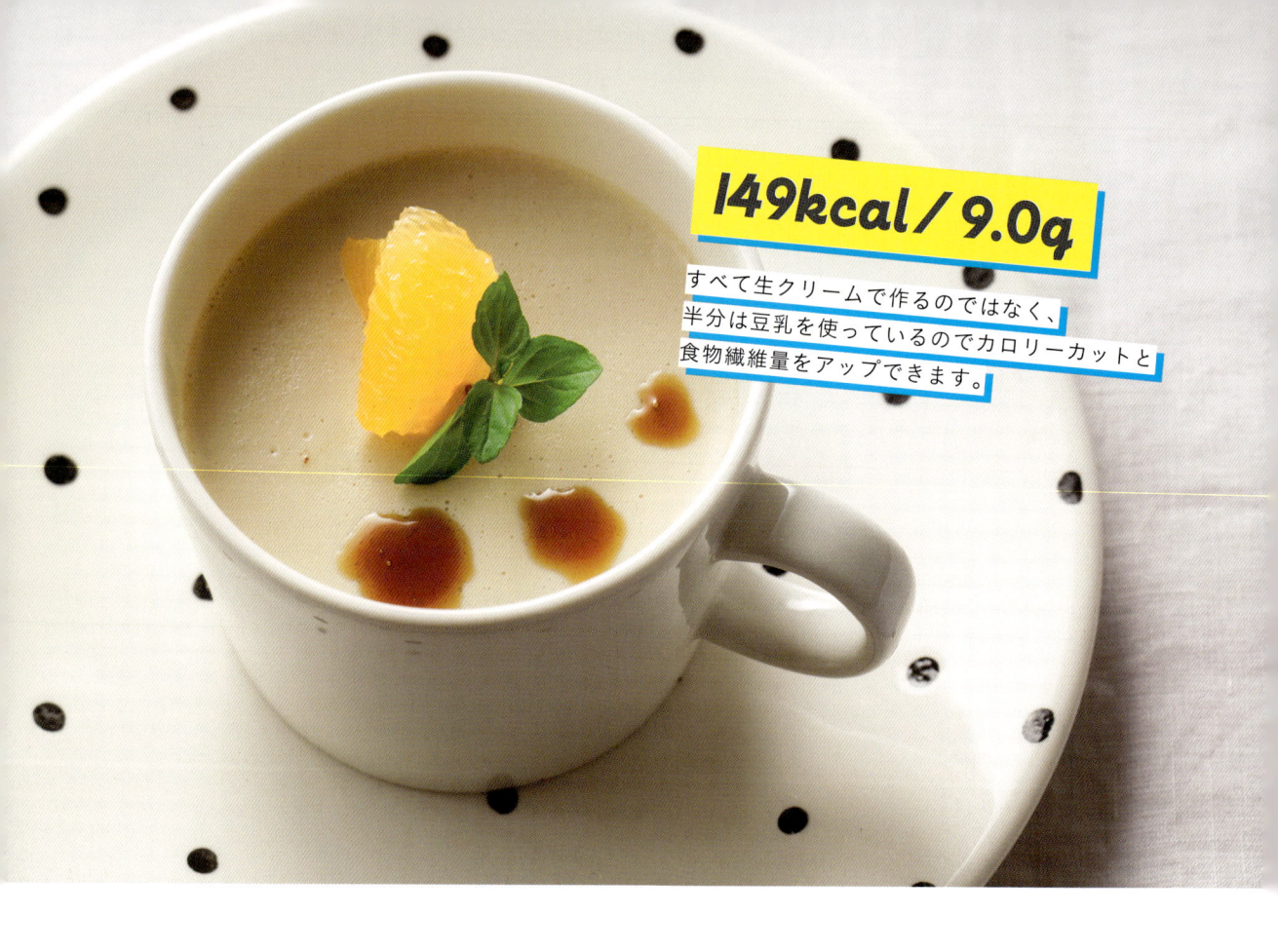

ほうじ茶のパンナコッタ

ほうじ茶と黒みつが好相性。
おしゃれな盛りつけに心躍るデザートです。

材料と作り方　2人分

粉ゼラチン … 小さじ1
冷水 … 大さじ1
牛乳(低脂肪) … 50㎖
ラカントS … 大さじ1と1/2
ほうじ茶の茶葉 … 7g
豆乳 … 50㎖
生クリーム … 50㎖
黒糖 … 10g
水 … 小さじ2
オレンジ … 1房
ミント … 適宜

1 粉ゼラチンは冷水に入れて15分ほどふやかす。
2 鍋に牛乳とラカントSを入れて中火にかけ、ふつふつとしてきたら茶葉を加えて火を止め、ふたをして5分蒸らす。1を加えて余熱で溶かし、完全に溶けたらざるで漉して粗熱を取る。
3 2に豆乳と生クリームを加えてよく混ぜ、器に流し入れて冷蔵庫で冷やし固める。
4 耐熱容器に砕いた黒糖と水を入れ、電子レンジで1〜2分加熱する。
5 オレンジは薄皮をむいて一口大に切り、3にのせる。4をかけ、好みでミントを飾る。

MEMO サウナで汗をかいても脂肪は減らない！　汗をたくさんかけば水分が出るのでその分、一時的に体重は減るけれど、また水分をとれば戻ってしまうので、運動をしよう！

148kcal / 9.5g

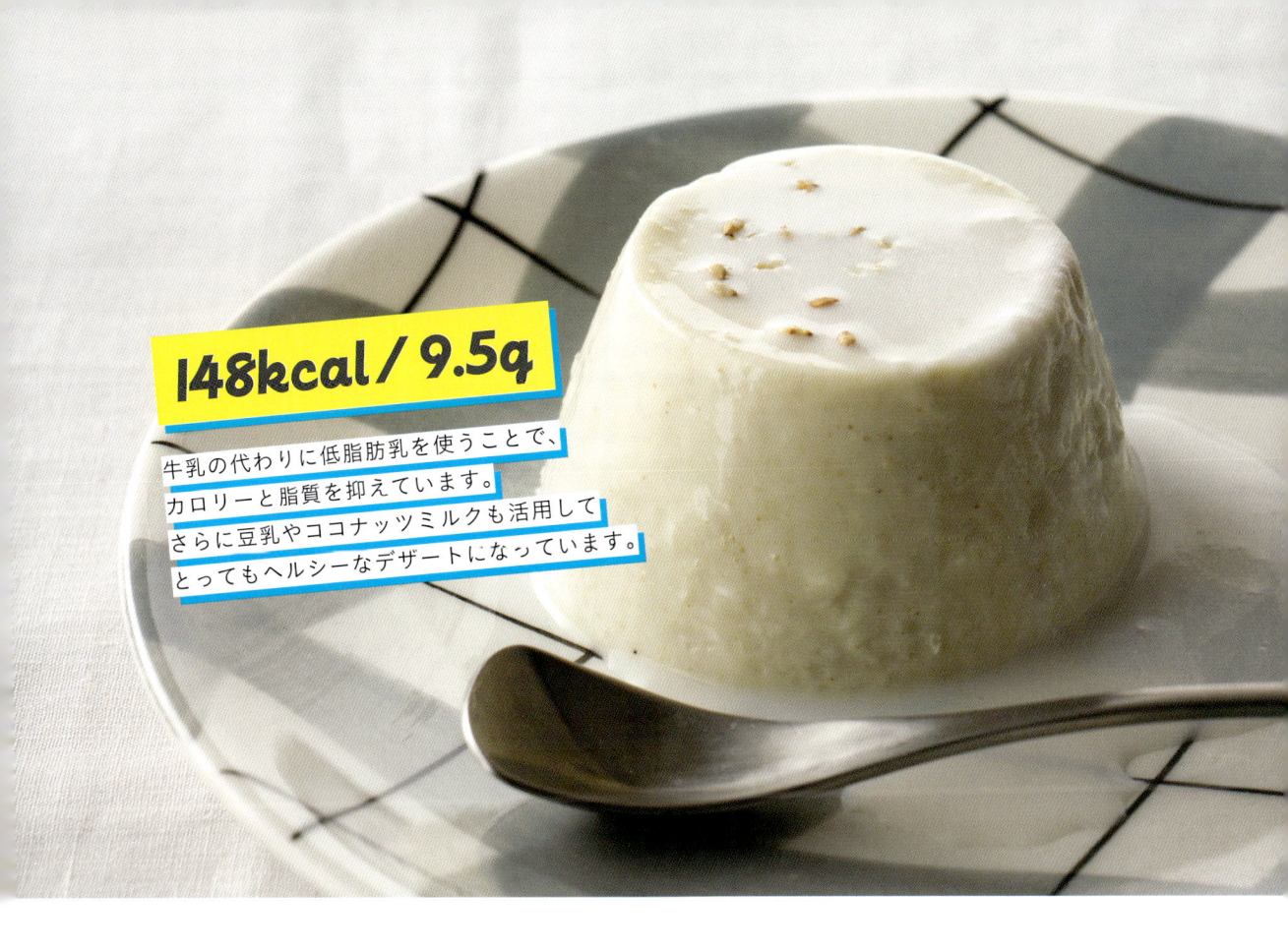

牛乳の代わりに低脂肪乳を使うことで、カロリーと脂質を抑えています。さらに豆乳やココナッツミルクも活用してとってもヘルシーなデザートになっています。

白ごまと豆乳のブランマンジェ

ごまの風味がたまりません。
カロリーの低い豆乳を使うのがポイントです。

材料と作り方　2人分

粉ゼラチン … 小さじ1
冷水 … 大さじ1
豆乳 … 180㎖
生クリーム … 20㎖
グラニュー糖 … 小さじ2
白ごまペースト … 大さじ½
A　ココナッツミルク … 大さじ1
　　牛乳(低脂肪) … 大さじ1

1. 粉ゼラチンは冷水に入れて15分ほどふやかす。
2. 鍋に豆乳と生クリームを入れて弱火にかけ、60℃くらい（指を入れると熱いと感じるくらい）に温める。グラニュー糖と白ごまペーストを入れて泡立て器でかき混ぜ、1 を加えてしっかり煮溶かす。
3. 大きなボウルに氷水を入れ、2 のボウルの底を当ててまわし冷やしながら、ゴムべらでかき混ぜてとろみをつける。ゴムべらを指でなぞって跡が残るくらいのとろみがついたら器に流し入れる。
4. 冷蔵庫で冷やし固め、合わせた A をかける。

MEMO 骨盤がゆがんでいると太りやすい！ゆがみがひどくなると筋肉が正しく使えないので、代謝が低下。常に正しい姿勢を心がけ、ヨガ、ストレッチなどで矯正を。

145kcal／3.0g

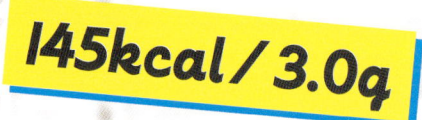

牛乳の代わりに低脂肪乳を使って
カロリーと脂質を抑えるのは、
ダイエットデザートの基本。
食物繊維が豊富なココアも使っているので
ダイエットにおすすめです。

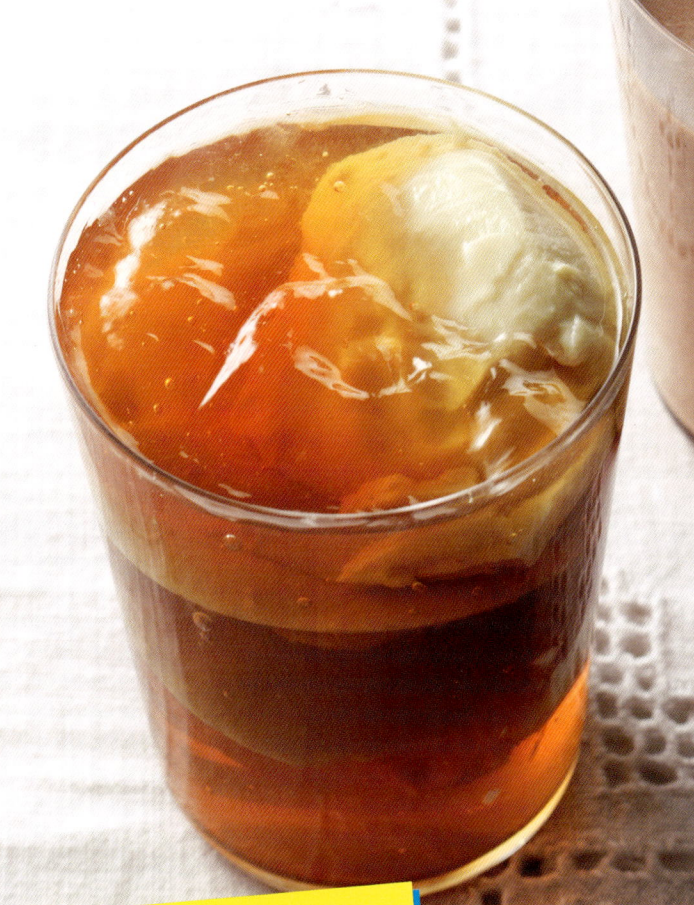

59kcal／3.5g

市販品でも無糖のアイスティーは0カロリーが基本です。
豆乳がもともと持っている甘さを活かして
スイーツをつくれば自然とカロリーをカットできますよ。

チョコレートムース

チョコレートは使わずココアで代用。
低カロリーなのに満足できる甘さです。

材料と作り方　2人分

粉ゼラチン … 小さじ1
冷水　大さじ … 1
A │ 生クリーム … 大さじ4
　 │ ラカントS … 小さじ1
B │ ココア … 大さじ1
　 │ ラカントS … 小さじ2強
牛乳(低脂肪) … 大さじ4
ブランデー … 2〜3滴
ココア … 適量

1. 粉ゼラチンは冷水に入れて15分ほどふやかす。
2. ボウルに A を入れ、底に氷水を当てながら泡立て器でかき混ぜ、7分立てにする。
3. 別のボウルに B を入れ、沸騰直前まで温めた牛乳を少しずつ加えながら泡立て器で混ぜる。完全に混ざったら、1 を加えてしっかり混ぜて溶かし、ブランデーも加えて混ぜる。
4. 3 のボウルの底に氷水をあてながら、とろみがつくまでさらに混ぜる。
5. 2 を再度泡立て器で軽く混ぜてきめをととのえ、4 に加えてなめらかになるまで混ぜる。
6. グラスに流し入れて冷蔵庫で冷やし、ココアをふる。

ミルクティーのジュレ

2種のゼリーが器の中でドッキング。
ゆるめの紅茶ゼリーがのどを潤します。

材料と作り方　2人分

粉ゼラチン … 小さじ2
冷水 … 20㎖
A │ アイスティー（無糖）… 200㎖
　 │ ラカントS … 小さじ2
B │ 豆乳 … 125㎖
　 │ ラカントS … 小さじ1

1. 粉ゼラチンは冷水に入れて15分ほどふやかす。
2. 鍋に A を入れ、1 の半量強を加えて弱火にかけて混ぜながら煮溶かす（沸騰させない）。完全に溶けたら火を止めて粗熱を取り、冷蔵庫で冷やす。
3. 別の鍋に B を入れ、残りのゼラチンを加えて弱火にかけ、2 と同様にして煮溶かす（沸騰させない）。完全に溶けたら火を止めて粗熱を取り、冷蔵庫で冷やす。
4. 器に 2 と 3 を交互にスプーンで盛る。

> **MEMO** 便秘で腸内に老廃物がたまると代謝が悪くなる。水分と食物繊維をたっぷり含む野菜、海藻、きのこ、ヨーグルトなどを食べて腸内環境をととのえることが大切。

レシピの組み合わせ例

朝食、昼食、夕食別に、**NODO**のガイドラインに沿って主菜、副菜、汁ものの組み合わせ例をいくつかご紹介します。もちろん自分好みの組み合わせで大丈夫。困ったときの参考にしてください。どの組み合わせもお腹いっぱい食べられるのでダイエットとは思えないボリュームです。ここではある日の夕食を例に、献立の作り方を考えてみましょう。主菜はタンパク質がたっぷりとれる魚料理。副菜は食物繊維やビタミン、ミネラルが豊富な野菜中心の料理。汁ものは水分で食物繊維を膨らますのが目的。主菜、副菜に合うものを選びます。

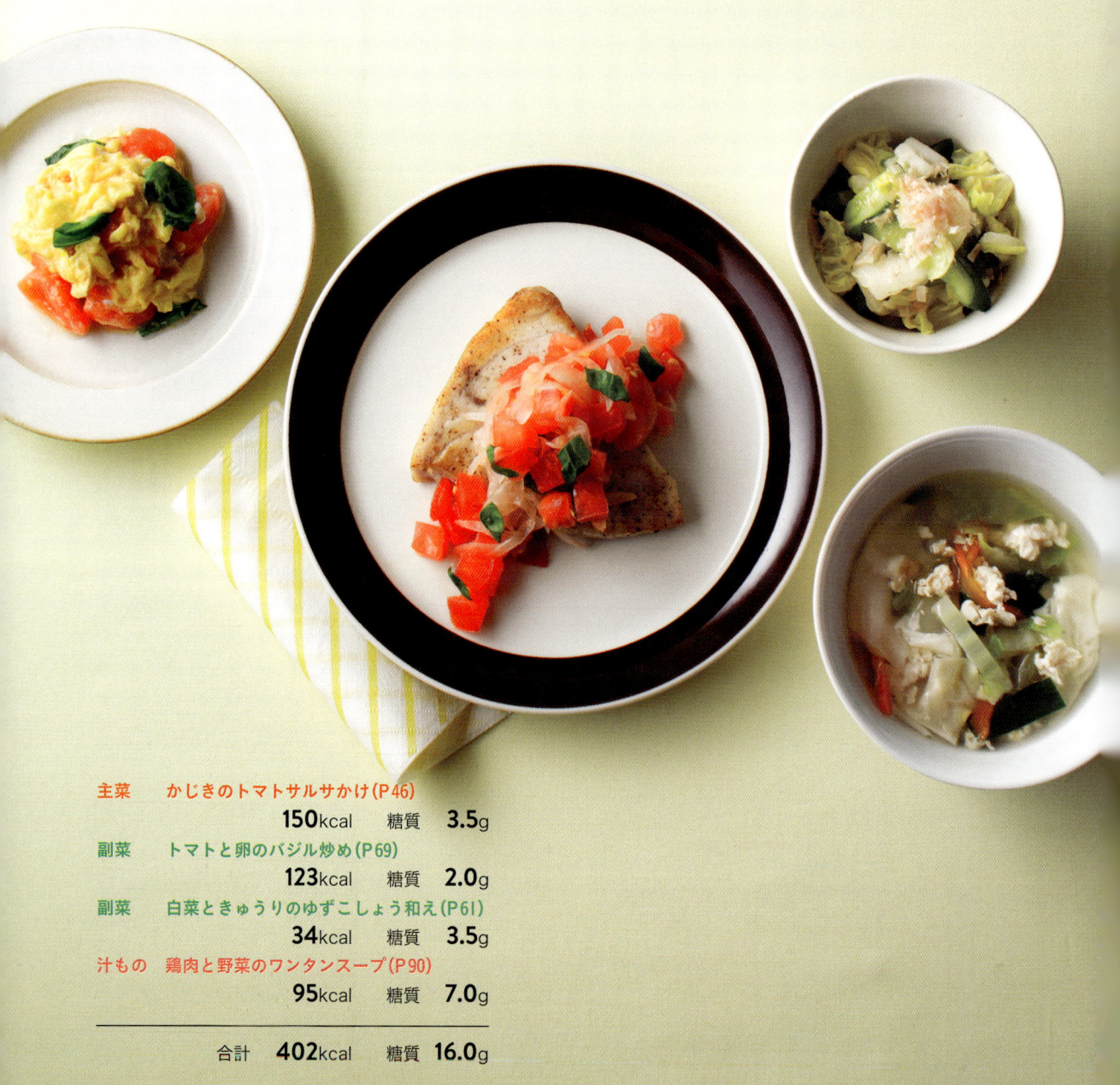

主菜	かじきのトマトサルサかけ (P46)		
	150kcal	糖質	3.5g
副菜	トマトと卵のバジル炒め (P69)		
	123kcal	糖質	2.0g
副菜	白菜ときゅうりのゆずこしょう和え (P61)		
	34kcal	糖質	3.5g
汁もの	鶏肉と野菜のワンタンスープ (P90)		
	95kcal	糖質	7.0g
	合計 402kcal	糖質	16.0g

朝食の組み合わせ例　500kcal以下　糖質50g以下

組み合わせの基本：主食1品、主菜1品、副菜1～2品、汁もの1品

主食	マンナンご飯(P22)	130kcal	糖質 28.6g
主菜	肉巻き焼き豆腐(P42)	186kcal	糖質 7.5g
副菜	セロリといんげんのきんぴら(P62)	56kcal	糖質 7.0g
汁もの	オクラとトマトの卵スープ(P88)	62kcal	糖質 4.0g
	合計	434kcal	糖質 47.1g

主食	全粒粉入り食パン(P23)	118kcal	糖質 19.1g
主菜	鶏むね肉のルッコラマヨ焼き(P34)	161kcal	糖質 3.0g
副菜	シーザーサラダ(P52)	85kcal	糖質 6.5g
汁もの	オニオングラタンスープ(P82)	95kcal	糖質 7.0g
	合計	459kcal	糖質 35.6g

主食	ご飯(P22)	134kcal	糖質 29.5g
主菜	鶏むね肉と白菜の梅煮(P33)	149kcal	糖質 7.0g
副菜	肉みそレタス包み(P94)	48kcal	糖質 3.5g
汁もの	えのきとベーコンのみそ汁(P86)	94kcal	糖質 4.0g
	合計	425kcal	糖質 44.0g

主食	マンナンご飯(P22)	130kcal	糖質 28.6g
主菜	れんこんのはさみ焼き(P36)	155kcal	糖質 13.5g
副菜	白菜ときゅうりのゆずこしょう和え(P61)	34kcal	糖質 3.5g
汁もの	しじみと三つ葉のお吸いもの(P86)	30kcal	糖質 4.0g
	合計	349kcal	糖質 49.6g

主食	マンナンご飯(P22)	130kcal	糖質 28.6g
主菜	鮭と野菜のオイスター炒め(P44)	152kcal	糖質 3.0g
副菜	えびともやしのエスニックサラダ(P54)	69kcal	糖質 7.5g
汁もの	えびチリスープ(P89)	97kcal	糖質 5.5g
	合計	448kcal	糖質 44.6g

主食	食パン(P23)	119kcal	糖質 20.0g
主菜	ゆで豚と里いものガーリックソース(P38)	171kcal	糖質 6.5g
副菜	きのことセロリのさっぱりサラダ(P57)	61kcal	糖質 1.0g
汁もの	野菜たっぷりミネストローネ(P80)	37kcal	糖質 2.5g
	合計	388kcal	糖質 30.0g

主食	全粒粉入り食パン(P23)	118kcal	糖質 19.1g
主菜	かじきのトマトサルサかけ(P46)	150kcal	糖質 3.5g
副菜	蒸しなすの肉みそがけ(P94)	29kcal	糖質 2.5g
汁もの	かぶとほたてのスープ(P77)	57kcal	糖質 6.0g
	合計	354kcal	糖質 31.1g

昼食の組み合わせ例　500kcal以下　糖質50g以下

組み合わせの基本：主食1品、主菜1品、副菜2〜3品、汁もの1品

公園へお散歩♪

主食	マンナンご飯(P22)	130kcal	糖質	28.6g
主菜	ゆで豚と里いものガーリックソース(P38)	171kcal	糖質	6.5g
副菜	こんにゃくとかぶのサイコロステーキ(P68)	53kcal	糖質	6.0g
汁もの	和風クラムチャウダー(P77)	74kcal	糖質	5.5g
合計		428kcal	糖質	46.6g

主食	マンナンご飯(P22)	130kcal	糖質	28.6g
主菜	れんこんのはさみ焼き(P36)	155kcal	糖質	13.5g
副菜	豆苗ともやしのナムル風(P60)	67kcal	糖質	2.0g
汁もの	白菜と豚肉のしょうがスープ(P76)	54kcal	糖質	3.5g
合計		406kcal	糖質	47.6g

主食	食パン(P23)	119kcal	糖質	20.0g
主菜	鮭とほうれん草のグラタン(P45)	186kcal	糖質	8.0g
副菜	なすときのこのマリネ(P67)	55kcal	糖質	5.5g
汁もの	野菜たっぷりミネストローネ(P80)	37kcal	糖質	2.5g
合計		397kcal	糖質	36.0g

主食	全粒粉入り食パン(P23)	118kcal	糖質	19.1g
主菜	魚介のワイン蒸し(P48)	173kcal	糖質	6.5g
副菜	彩り野菜のカポナータ(P72)	30kcal	糖質	5.5g
汁もの	かきのクリームスープ(P84)	98kcal	糖質	4.5g
合計		419kcal	糖質	35.6g

主食	マンナンご飯(P22)	130kcal	糖質	28.6g
主菜	おからのノンフライコロッケ(P26)	146kcal	糖質	14.5g
副菜	鶏ひき肉のにら玉(P65)	127kcal	糖質	1.0g
汁もの	しじみと三つ葉のお吸いもの(P86)	30kcal	糖質	4.0g
合計		433kcal	糖質	48.1g

主食	全粒粉入り食パン(P23)	118kcal	糖質	19.1g
主菜	鶏もも肉のオニオンカレー煮(P32)	184kcal	糖質	7.5g
副菜	シーザーサラダ(P52)	85kcal	糖質	6.5g
汁もの	きのこのポタージュ(P84)	66kcal	糖質	7.0g
合計		453kcal	糖質	40.1g

主食	ご飯(P22)	134kcal	糖質	29.5g
主菜	鶏むね肉とルッコラマヨ焼き(P34)	161kcal	糖質	3.0g
副菜	セロリといんげんのきんぴら(P62)	56kcal	糖質	7.0g
汁もの	えのきとベーコンのみそ汁(P86)	94kcal	糖質	4.0g
合計		445kcal	糖質	43.5g

夕食の組み合わせ例　500kcal以下　糖質30g以下

組み合わせの基本：主菜1～2品、副菜2～3品、汁もの1品

夕食の前に
ひと踊り★

ごはんまだ？

主菜	おからのノンフライコロッケ(P26)	146kcal	糖質	14.5g
副菜	トマトと卵のバジル炒め(P69)	123kcal	糖質	2.0g
汁もの	かぶとほたてのスープ(P77)	57kcal	糖質	6.0g
副菜	ピクルス(P98)	30kcal	糖質	6.0g
	合計	356kcal	糖質	28.5g

主菜	なすのラザニア(P30)	180kcal	糖質	11.5g
副菜	きのことセロリのさっぱりサラダ(P57)	61kcal	糖質	1.0g
副菜	サーモンのオニオンスライス和え(P96)	27kcal	糖質	1.0g
汁もの	かきのクリームスープ(P84)	98kcal	糖質	4.5g
	合計	366kcal	糖質	18.0g

主菜	鶏肉とセロリのスパイスレモン風味(P35)	172kcal	糖質	3.5g
副菜	えびともやしのエスニックサラダ(P54)	69kcal	糖質	7.5g
副菜	マーボー風うの花(P74)	107kcal	糖質	6.5g
汁もの	鶏肉と野菜のワンタンスープ(P90)	95kcal	糖質	7.0g
	合計	443kcal	糖質	24.5g

主菜	いかとたこの南仏風ソテー(P47)	175kcal	糖質	3.0g
副菜	ミニトマトとチーズの豚包み焼き(P64)	118kcal	糖質	2.0g
副菜	まめ豆サラダ(P52)	107kcal	糖質	4.0g
汁もの	オニオングラタンスープ(P82)	95kcal	糖質	7.0g
	合計	495kcal	糖質	16.0g

主菜	鶏もも肉のオニオンカレー煮(P32)	184kcal	糖質	7.5g
副菜	あんかけ茶碗蒸し(P69)	101kcal	糖質	7.0g
副菜	なすときのこのマリネ(P67)	55kcal	糖質	5.5g
汁もの	白菜と豚肉のしょうがスープ(P76)	54kcal	糖質	3.5g
	合計	394kcal	糖質	23.5g

主菜	ごぼうと豚肉のバルサミコ照り焼き(P40)	195kcal	糖質	8.0g
副菜	里いもとベーコンのポテサラ(P56)	131kcal	糖質	7.0g
副菜	豆苗ともやしのナムル風(P60)	67kcal	糖質	2.0g
汁もの	えびチリスープ(P89)	97kcal	糖質	5.5g
	合計	490kcal	糖質	22.5g

主菜	タンドリーポークとキャベツのサラダ(P37)	189kcal	糖質	7.5g
副菜	魚介とフルーツのカルパッチョ(P66)	109kcal	糖質	3.5g
副菜	かぶとブロッコリーのしらすチーズ焼き(P73)	114kcal	糖質	2.0g
汁もの	オクラとトマトの卵スープ(P88)	62kcal	糖質	4.0g
	合計	474kcal	糖質	17.0g

STAFF

ダイエット理論監修
戸田晴実(日本ダイエット協会会長)

栄養監修
北村扶三子(日本ダイエット協会)

料理制作
山下徹二(ナチュラルダイエットレストランNODO)

アートディレクション・デザイン
小橋太郎(Yep)

撮影
南雲保夫

スタイリング
道広哲子

イラスト
斉藤ヨーコ

取材協力
鈴木里英(アミーズキッチン)
村松美香(アミーズキッチン)

編集
小橋美津子(Yep)

「ナチュラルダイエットレストランNODO」

所在地　〒150-0042
　　　　東京都渋谷区宇田川町21-1　西武渋谷店A館8F
営業時間　11:00～23:00(L.O.22:00)
定休日　不定休(西武渋谷店に準ずる)
TEL　03-3780-3119
●レストランの味をご家庭でも楽しめます。
http://www.nodo-diet.com

SPECIAL THANKS

「渋谷DSクリニック」
渋谷DSクリニックは、「ダイエット・部分痩せ専門クリニック」です。専門医・管理栄養士・薬剤師・整体師・専門アドバイザーによるトータルサポートで、一人ひとりに合わせたオーダーメイドプランを作成し、医学的根拠に基づいた健康的なスタイルづくりを提案します。外面だけでなく、内面からの美しさを引き出し、体の不調を取り除くオリジナルの漢方も取り入れています。

所在地　〒150-0002
　　　　東京都渋谷区渋谷3-11-2 パインビル1階
診察時間　12時～21時
休診日　年末年始
TEL　03-5464-7272
FAX　03-5464-7273
http://www.dsclinic.jp/

撮影協力　UTUWA
03-6447-0070
http://www.awabees.com

NODO流 ダイエットレシピ
1食500kcal以下&糖質50g以下！

●協定により検印省略
監修者　ナチュラルダイエットレストランNODO
発行者　池田　豊
印刷所　株式会社光邦
製本所　株式会社光邦
発行所　株式会社池田書店
　　　　〒162-0851 東京都新宿区弁天町43番地
　　　　電話　03-3267-6821(代)
　　　　振替　00120-9-60072

落丁、乱丁はおとりかえいたします。
© Amie's Kitchen, Inc., K.K. Ikeda Shoten 2013, Printed in Japan
ISBN978-4-262-16526-4

本書のコピー、スキャン、デジタルなどの無断複写は著作権上での例外を除き禁じられています。本書を代行業者などの第三者に依頼してスキャンやデジタル化することは、たとえ個人や家庭内での利用でも著作権違反です。

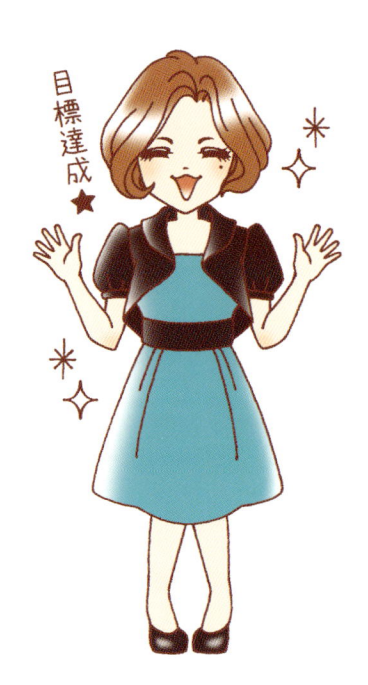

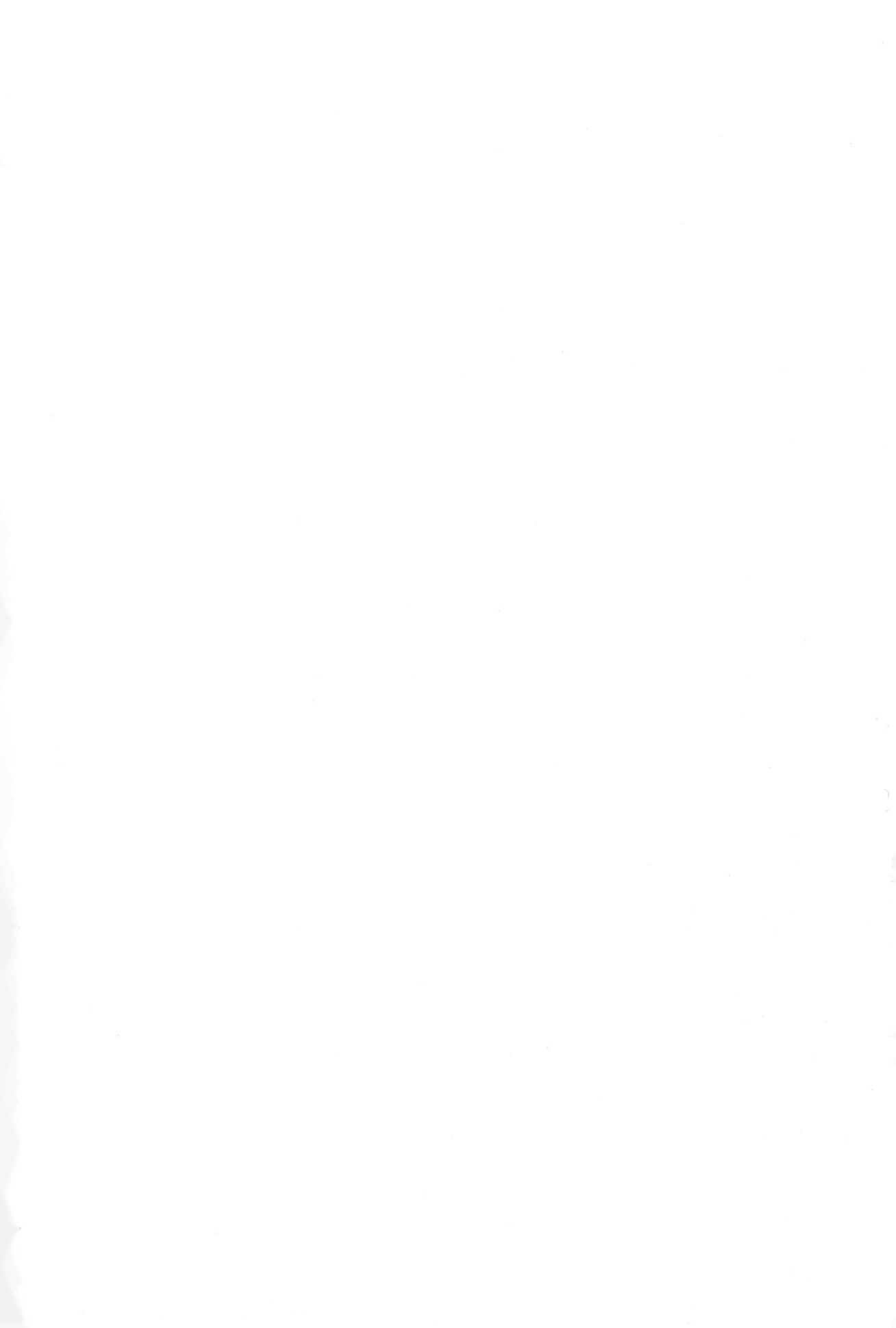